AF408708

Liste d'ouvrages du même auteur

<u>EN FRANCAIS</u>
Petite étoile de Provence - Roman - ISBN 979-10-95925-02-6
Au pays des Maharajahs - Roman 8/12 ans - ISBN 979-10-95925-13-2
Sous l'Océan – Conte illustré 8/12 ans - ISBN 979-10-95925-01-9

<u>EN ANGLAIS</u>
Good-Bye fibromyalgia ! How to gain twenty years and to find a good health
ISBN 979-10-95925-17-0
Small star of Provence - ISBN 979-10-95925-29-3
With the country of the Maharajahs - ISBN 979-10-95925-32-3
Under the ocean - ISBN 979-10-95925-74-3

<u>EN ITALIEN</u>
Addio fibromialgia ! Come guadagnare 20 anni e trovare una buona salute
ISBN 979-10-95925-20-0
Piccola stella di Provenza - ISBN 979-10-95925-35-4
Al paese del Maharajahs - ISBN 979-10-95925-56-9

<u>EN ESPAGNOL</u>
Adiós fibromyalgie! Cómo ganar 20 años y encontrar una buena salud
ISBN 979-10-95925-23-1
Pequeña estrella de Provence - ISBN 979-10-95925-38-5
Al país del Maharajahs - ISBN 979-10-95925-59-0

<u>EN ANGLAIS</u>
Lebewohl fibromyalgie ! Wie 20 Jahre zu gewinnen und eine gute Gesundheit wiederzufinden - ISBN 979-10-95925-26-2
Kleiner stem de Provence - ISBN 979-10-95925-41-5
Am Land Maharajahs - ISBN 979-10-95925-62-0

<u>EN PORTUGAIS</u>
Adeus fibromyalgie ! Como ganhar 20 anos e reencontrar uma boa saúde
ISBN 979-10-95925-53-8
Pequena estrella de Provença – ISBN 979-10-95925-44-6
Ao pais do Maharajahs - ISBN 979-10-95925-65-1

<u>EN NEERLANDAIS</u>
Vaarwel fibromyalgie ! Hoe 20 jaar winnen en een goede gezondheid terugvinden - ISBN 979-10-95925-50-7
Kleine ster van Provence - ISBN 979-10-95925-47-7
Aan het land van Maharajahs –ISBN 979-10-95925-68-2

Laurence ESTIENNE

Adieu fibromyalgie !

Comment gagner 20 ans

et retrouver une bonne santé

Les éditions Plum'issime

A ma renaissance,

Préface

Il est des jours que l'on aimerait effacer de notre vie. Des douleurs aiguës, des souffrances physiques et mentales qui sont ancrées dans notre mémoire génétique.

Des paroles incertaines et discours peu étayés du corps médical, des diagnostics médicaux sans solution, des médicaments inefficaces qui pèsent sur notre moral. Le sentiment d'être un objet de foire et une réelle sensation de vieillir prématurément de manière brutale, sans le moindre signe avant-coureur tout en étant isolée, livrée à son triste sort.

La fibromyalgie vous emprisonne, vous capture, vous vole votre intimité et votre dignité, vous perce à jour, alors contraints et soumis au plus profond de votre moi intérieur de subir ses assauts répétés.

Telle est ma vision globale de la fibromyalgie. Une maladie envahissante et invalidante qui enlève toute énergie, toute vie sociale, et toute liberté de mouvements.

Elle apparaît sans prévenir, s'attaque à une partie du corps, puis à l'autre, s'enveloppe, s'entortille autour de notre être, de la tête au pied, s'enfile au plus profond de nos organes en laissant des traces indélébiles qu'aucun médecin ni traitement allopathique ne peut prévenir, soulager, ni guérir. Elle nous emprisonne, nous fige, nous rend dépendant de ses crises, tel un petit soldat dévoué à ses commandes capricieuses. Elle nous transforme et nous modèle dans une enveloppe nouvelle. Notre être, tel un robot, est alors revêtu d'une armure rigide, lourde et inflexible. Elle peut aussi s'apparenter à la vie d'un astronaute dans sa combinaison spatiale. Les muscles sont gonflés et raidis comme un bout de bois. Les gestes lourds et gauches dépourvus de flexibilité sont douloureux. La difficulté de bouger est immense. La souffrance est quotidienne. La lenteur nous envahit. La force musculaire s'affaiblit et s'épuise. L'étirement est impossible.

Notre corps -jusqu'à lors notre allié- devient une source de contraintes inimaginables. Il est modelé comme un robot dont les réactions aussi saccadées que lentes et limitées s'attachent à nous emprisonner au quatre-vingt-dixième étage de l'arbre de notre vie. Le confort physique devient un triste souvenir lointain. Le sentiment de vieillissement prématuré du corps est immédiat. Le pire est que l'habitude doit prendre le pas sur toutes ces souffrances physiques et mentales.

Le corps s'habitue et s'adapte alors inévitablement aux difficultés et incapacités. La fibromyalgie attaque à tout âge, dans toutes les couches sociales, et indifféremment du sexe et du lieu de résidence sur notre beau globe terrestre. Quel est ce mal méconnu, invisible, sournois et si puissant qui nous vole vingt ans de notre vie en un quart de seconde et nous rend otage d'un destin qui ne nous appartient pas ? Au sein de cette geôle, mon regard épuisé par tant de souffrances s'évade au jour le jour au travers des barreaux acérés pour contempler le but que je me suis fixé d'atteindre, l'inaccessible étoile : ma liberté.

Souffrant de fibromyalgie depuis une décennie, je souhaite faire partager ma propre expérience au travers de mon livre et apporter quelques conseils pour adoucir sa propre vie au quotidien. J'ai trouvé LA solution pour gagner vingt ans et recouvrer une bonne santé, ma vitalité et ma jeunesse.

Ce livre est destiné aux personnes atteintes de fibromyalgie, à leur famille et amis, leurs soutiens, à toutes personnes intéressées par cette maladie, à tout le corps médical qui souhaiterait avoir une vision différente ainsi qu'aux pouvoirs publics et aux médias, moteurs dans le changement fondamental de notre paysage exécutif français.

Laurence Estienne

Première partie

Dans la peau d'une autre

1.

Les prémices

Par une belle nuit d'hiver, en ce début janvier, après quelques heures bien méritées de sommeil profond, de terribles douleurs s'emparent violemment de mon poignet droit. De nombreuses décharges électriques m'emprisonnent et m'empêchent de dormir. Des massages de mon avant-bras ne peuvent rien face à cette violente attaque soudaine et répétée de l'envahisseur. Une douleur sans nul autre pareille, qui lance soudainement, brûle intensément à l'endroit où elle agit dans mon corps qui ne peut résister aux électrochocs. Il est impossible de songer à attendre que les douleurs passent dans quelques jours. La gêne est si puissante et originale que je me promets de me rendre chez mon généraliste dans la matinée.

Quel sacré cadeau l'année de mes quarante ans ! Je me sens pourtant jeune et encore pleine d'énergie.

Quel dysfonctionnement corporel signifie ce mal ? Du haut de mon mètre soixante-trois, j'ai une morphologie fine avec mes cinquante-quatre kilogrammes. Je suis blonde avec des cheveux longs bouclés. Je n'ai rien d'une sportive, si ce n'est l'allure.

Mon généraliste me demande de faire un examen, l'électromyogramme lié au canal carpien, à la recherche de son dysfonctionnement. Il témoigne de la compression du nerf au niveau du poignet. Le résultat est négatif. Je me serais bien passée de cet examen douloureux composé d'aiguilles et de décharges électriques d'autant que le spécialiste m'a indiqué que mon pouce n'étant pas atteint par des troubles de sensibilité, l'examen était inutile.

Quelques jours plus tard, et l'analyse biologique en main, le diagnostic tombe sur une « rassurante » inflammation musculaire sans origine particulière, sans motif médical apparent et sans solutionnement. Les CPK et aldolase sont anormalement élevés.

Alors que l'inflammation musculaire emprisonne rapidement l'intégralité de mon corps, immobilisant mes membres inférieurs et supérieurs, c'est le début de mon carcan physique ! Une horreur à vivre, à supporter et à gérer !

Je passe par plusieurs phases en quelques jours : la peur me tenaille. Puis des interrogations envahissent mon cerveau. Que m'arrive-t-il ? Pourquoi moi ? Qu'ai-je fait pour mériter cela ? Quelle est la gravité ? Est-ce le début de la fin ? Comment vivre avec ? Comment évolue la maladie ? Comment la gérer ? Que va devenir ma fille le cas échéant ?... Quelle galère !

Malgré tout, je suis une battante et je n'accepte pas mon triste sort. Je ne veux pas être malade. Je songe à une inflammation provisoire et ne donne pas toute ma confiance au corps médical qui hésite, teste et cherche.

Il suffit de m'imaginer, jeune femme de quarante ans avec de fortes douleurs physiques mêlées à une mobilité corporelle extrêmement réduite.

Mon généraliste n'a pas de diagnostic précis ni de solution médicale à me proposer si ce n'est une hospitalisation d'une semaine pour examens médicaux. Aucun traitement ne m'a été donné. Seul le temps donnera les signes concrets médicaux pour y remédier : un jour, une semaine, un mois, trois mois... Personne ne sait ! Je reste dans l'incertitude la plus totale. Une biopsie musculaire devrait être programmée mais je ne veux pas d'examen intrusif sans doute tiraillée par un mélange de peur et de douleur. L'option enfermée à l'hôpital durant une semaine pour examens ne me paraît pas accessible. Je suis alors une jeune maman d'une enfant de seize mois. Je ne la retiens pas.

C'est le début de recherches infinies qui vont durer de nombreuses années à mon grand désespoir.

Mes douleurs s'accentuent au fil des semaines et mon généraliste, conscient de cet état de fait, ne peut rien m'apporter. Je me tourne vers la rhumatologue, qui diagnostique une fibromyalgie et prescrit un traitement antibiotique, puis vu l'inefficacité, un traitement anti-inflammatoire, puis du paracétamol avec codéine : sans résultat probant. Je ne peux pas croire que la fibromyalgie est une maladie dont l'origine est inconnue, qui ne peut être enrayée ni soulagée et dont l'impuissance du corps médical est mise à jour.

Les mois filent dans le calendrier et les douleurs résistent toujours et font de mon corps un zombie car il ne répond plus à mes sollicitations depuis trop longtemps. En fait, mon espoir d'une inflammation provisoire commence à s'amenuiser. Dois-je me faire à l'idée d'être malade à vie ? En quelques mois, ma résistance s'amenuise. Mon dynamisme s'envole laissant la place à une lenteur et surtout à de profondes limitations de l'ensemble de mes mouvements.

Outre ma grande difficulté de me mouvoir, comme un mammouth avec sa lourdeur, sa lenteur et sa gaucherie, mon esprit, quant à lui, est ralenti, à la fois obnubilé par mes problèmes de santé aggravés et inquiet de l'avenir qu'ils me réservent.

La fatigue a eu raison de ma vie sociale, familiale et professionnelle. Au bout d'un an de fatigue, je m'épuisais physiquement. Ma mère m'alertait pourtant souvent sur ma perte de poids mais je refusais de l'entendre. Je patientais des jours meilleurs. Je me voyais différente du regard de l'autre. Pourtant, j'étais effrayée par ma perte de poids spectaculaire. En quatre mois, j'avais l'impression de jouer au jackpot des kilos. Et un, deux, trois, et quatre kilos en moins ! Cinq, six, sept, huit !!! J'ai alors perdu dix kilos ! Mon frère aîné, taquin à ses heures, m'a même comparée, dans sa grande bonté, à « Auschwitz ». A son départ, j'ai pleuré toutes les larmes de mon corps. Je n'avais en effet que la peau sur mes os. Les os de mon bassin perçaient à vue d'œil ma peau, le collier d'os autour de mon cou s'accentuait, mon visage se décharnait, mes joues se creusaient, mes bras ressemblaient à un pantin articulé... Le tout accentué par une fonte musculaire spectaculaire. Mes quarante-quatre kilos me portaient vers un déclin physique irréversible si je ne me prenais pas en charge rapidement. Malgré mon obstination à ne rien voir, j'avais le sentiment d'avoir une silhouette de mannequin ! Je voulais à la fois protéger ma famille de mes troubles physiques et m'évertuais à leur cacher la triste réalité, tout en me confortant dans l'espoir presque immature de jours meilleurs où ma santé reprendrait le dessus.

Je me suis donc rendue chez mon nouveau généraliste en janvier pour l'alerter de ma descente aux enfers puis en avril pour lui demander de m'aider car je ne pouvais plus y arriver seule. Comme il est difficile de demander de l'aide ! Mais l'urgence était telle que je ne pouvais faire autrement. Je me sentais impuissante. Je n'avais plus la force de réagir. Je ne connaissais pas l'issue de secours. Je ne me sentais pas courageuse. Je perdais mes forces. Je n'arrivais pas à guider ma vie d'adulte convenablement comme je l'ai toujours fait. J'étais mère et responsable de ma progéniture. Je devais me relever et faire face. Mais de quelle façon ? Aucun médecin ne comprenait mon désarroi. Aucune solution concrète ne m'a été apportée. Ma mère me donnait bien quelquefois des restes de plats cuisinés. Transformée en objet de curiosité, hors normes, mon état de santé était incompréhensible pour le commun des mortels. Et pourtant, bien réel pour moi qui le vivais à chaque respiration !

Qu'aurait-il fallu dans ces moments de solitude ? La douleur physique est immense, abyssale même ! L'isolement, la solitude, le sentiment d'être unique dans son coin, la sensation de n'avoir aucune porte de sortie, d'avoir raté ma vie, de me trouver au fond du trou, de ne pas avancer, de frôler l'immobilisme, de ne pas profiter de la vie, de ne pas être comprise, de ne servir à rien, d'être vieille et laide, d'être inutile et rabougrie, d'être un gouffre et un déchet pour la société ! Tant de pensées négatives envahissaient ma tête. Mon esprit ne semblait plus qu'obstrué par cette sacrée maladie. Chaque geste me ramenait à elle. Chaque seconde je vivais au travers d'elle.

Il est aisé dans ce ressenti de s'abandonner à la maladie et au corps médical, de s'enfiler dans les chaussures du malade et de se laisser guider. S'accepter comme tel n'est pas la bonne démarche à mon sens. Se surpasser mentalement après avoir fait un bond de quarante ans dans un corps qui nous appartient. Ne plus se reconnaître, se sentir diminuée, vieillie et laide, lourde et handicapée. Sans issue de secours, vouloir crier sa douleur de ne plus vivre « normalement », hurler sa souffrance d'être empêchée chaque seconde de faire le moindre geste, gémir son angoisse, sa peur du lendemain, l'appréhension des jours à venir, du vieillissement soudain, de la maladie et du handicap. Vomir ce coup du sort pour le laisser dans l'oubli...

Tant de douleurs physiques et morales incomprises que nul ne peut soulager.

Mon généraliste, dans un premier temps réticent à la cortisone, véritable baume pour le corps qui cache un développement d'un trouble quelconque, s'est enfin décidé à la prescrire (pendant quatre ans de trente milligrammes par jour le premier mois puis vingt-cinq milligrammes pendant trois mois, jusqu'à une diminution progressive les deux dernières années à deux milligrammes). Des boissons lactées hyper-protéinées par cure régulière m'ont été prescrites. Ce régime alimentaire a été salvateur. Les douleurs se sont nettement amenuisées et mon poids a commencé à s'étoffer. En six mois, je retrouvais ma silhouette d'antan. D'autres cachets contre l'anxiété, la décontraction musculaire, et la vitamine D ont été ajoutés. Mes crispations musculaires et tendinites sont restées en l'état, m'empêchant de progresser favorablement et de gagner en souplesse. Le gain important a été celui de la progression de la maladie enrayée grâce à la cortisone, et la nette diminution de la douleur tout en conservant l'état intact des fortes contractures. Je ne peux aller au-delà de mes contractures et je ne ressens pas de douleur. Ceci a été un grand soulagement pour moi. Comment vivre cet état douloureux à la fois dans ma tête de quarante ans et dans le corps d'une vieille dame de quatre-vingt-dix ans ?

D'où peut venir l'origine réelle de mes maux ? Je ne veux pas m'enfermer dans ce cercle noir. Les années passent et je refuse d'être malade. Je n'y crois pas. Je m'interroge durant de longues heures sur leur origine.

Je veux sortir de ma quête avec des éléments probants. Au fil de mes réflexions à la recherche de coïncidences, je remonte à mon enfance et parcours à nouveau le chemin de ma vie sur un plan médical, sentimental et professionnel. Je cherche les répétitions, les événements marquants, heureux ou malheureux de ma vie. Je puise dans ma mémoire. Je fais un long travail de recherche sur ma famille durant plusieurs mois.

2.

Les troubles posturaux et physiques

Je me sens bloquée, raidie, empêchée par une force surnaturelle d'effectuer tous les gestes simples de la vie. Je prends peu à peu possession d'une armure en guise de corps. Mes muscles et tendons ont gonflé, raidis par l'inflammation musculaire. Ils empêchent tout mouvement classique et toute mobilité. Mes pieds se trouvent alors à des années-lumière de mes mains !

1 - Troubles posturaux

Perte de souplesse corporelle

Du plus loin de ma mémoire, mon corps a toujours été souple. Au collège ou au lycée, j'aimais faire l'arbre droit ou la roue. Je m'étirais souvent et j'avais une sensation de bien-être dans cet état. J'avais un penchant pour la gym au sol. Pourtant, d'année en année, je me raidissais insensiblement, sans même m'en rendre compte. A vingt ans, lors de la bascule avant de mon buste pour me pencher, jambes tendues pour atteindre le sol avec mes doigts, bras tendus, je n'arrivais plus à poser mes mains à plat à terre. Au cours d'un voyage à Rome avec mes parents, à l'âge de vingt ans, je me souviens d'une journée de marche intense pour visites de monuments. J'ai senti mes muscles se raidir au creux des genoux durant la nuit. Au lever, j'avais perdu toute mobilité ! Je sentais de fortes raideurs et j'avais du mal à marcher vite pour suivre les pas de ma famille. Sans doute, l'origine est l'échauffement de mes tendons par une sur-sollicitation. Cela se traduisait par une sensation douloureuse de brûlure à la marche, surtout le muscle froid.

Puis quelques années plus tard, pour toucher la pointe des doigts au sol, jambes tendues, je devais tirer sur mon dos démesurément.

A la trentaine, j'ai pratiqué le basket en équipe sénior pendant deux saisons. J'adorais ce sport au collège. J'étais capitaine d'équipe. Mon professeur de sport m'avait remarquée et même proposée de rentrer dans l'équipe départementale. J'étais volontaire, rapide, et toujours en tête face à l'équipe adverse pour marquer des paniers et mobiliser mes adversaires vers la victoire. Pourtant, j'étouffais à chaque traversée de terrain en courant. Mon endurance était au niveau minimum. Je devenais rouge écarlate à la fin du match.

Je n'étais pas à l'aise pour courir tout simplement. Ma vitalité et mon dynamisme physique s'amenuisaient.

J'ai pris des cours de barre au sol à trente-sept ans qui m'ont fait prendre conscience que ma jeunesse s'éloignait. Assise au sol, jambes écartées, de grosses raideurs dorsales empêchaient mon avancée en avant. Mes doigts avaient beaucoup de difficulté à attraper mes pieds ! Mes cuisses raidies ne pouvaient s'étaler lorsque je penchais mon buste sur chaque jambe. Outre le temps qui passe, je me trouvais bien bloquée par une force invisible qui me retenait démesurément.

Problème de posture

La sensation de partir sur le côté droit en marchant est coutumière. Le manque de stabilité est flagrant. Mes pas sont légers, cherchant à le compenser. Ma voûte plantaire n'apporte pas de prise au sol sûre et ferme. J'ai compris huit ans plus tard l'origine de ce dysfonctionnement.

2 - Troubles corporels

Le corps

Comprendre rapidement que l'impossibilité de me baisser en avant ou être accroupie, avec de grandes difficultés pour m'asseoir et de me lever d'une chaise à cause de fortes tensions musculaires qui engourdissent mes cuisses fait partie de mon quotidien. Dormir à plat ventre n'est plus envisageable.

La montée et la descente des marches sont compliquées à appréhender, uniquement une après l'autre, comme le font les enfants en bas âge.

La marche prolongée est à éviter car elle occasionne des crispations au niveau des cuisses, des mollets, du cou et des épaules. Elle est même impossible en terrain accidenté ou même caillouteux.

La cuisine, l'entretien de la maison (passer l'aspirateur, la serpillère, presser une éponge, faire les lits…), les courses (manipulation des articles et leur poids), conduire ou encore à m'occuper de ma vie de famille avec un jeune enfant à charge (soins quotidiens) sont une corvée et désormais à faire avec précaution et lentement.

Ma fille à la crèche s'alimente normalement à midi tandis que j'achète des produits manufacturés pour me nourrir au travail.

Le haut du corps

La posture se modifie au niveau du cou raidi posté en avant et des épaules sans pouvoir tourner de part et d'autre complètement.

Les membres

Mes membres sont raides comme des piquets avec une grande difficulté à lever mes bras. Fermer un soutien-gorge avec les bras dans le dos m'est devenu impossible.

De nombreux réveils nocturnes parsèment mes nuits. Des douleurs me paralysent les membres supérieurs et inférieurs. A cause de positions prolongées des jambes et bras pliés, le moindre mouvement de déploiement de mes jambes et de mes bras lutte sur mes muscles raidis ainsi sollicités. Quelle douleur ! L'obligation de bouger sinon de rester à jamais ankylosée accompagnée d'un sentiment vif de brûlure dans mes muscles avec mon mouvement très lent sur mes articulations dures et raides. C'était terrible à vivre et si douloureux.

La peau

S'ajoute une peau cartonnée, sèche et irritée sur tout le corps, mal irriguée, d'une couleur bleutée et marbrée.

Le visage

Rides buccales

En découlent des rides buccales, larges bandes verticales autour de la bouche qui accentuent le vieillissement déjà prématuré par la maladie.

Rétrécissement buccal

Il a suivi rapidement avec une ouverture à seulement deux centimètres et demi.

Étirement de la peau

Surtout sur le visage au niveau du front et de la bouche, l'étirement excessif de la peau façonne un masque inesthétique.

Bouche

J'ai une sensation de picotements à l'intérieur de mes joues et surtout sur ma langue à devoir éliminer le dentifrice à la menthe lorsque je me lave les dents. Mâcher un chewing-gum à la menthe n'est pas souhaitable.

Les mains

Le phénomène le plus gênant est l'impossibilité de fermeture/ouverture des mains avec perte de force. La conduite automobile m'était difficile mais pas insurmontable, le classement de papiers, l'écriture ou la frappe de documents gênants mais pas interdits... La manipulation de papier est extrêmement réduite et occasionne rapidement des crevasses. Les mains à plat ne sont plus envisageables. Les articulations sont rouges.

Il suffit d'imaginer une ouverture permanente des mains avec doigts presque tendus, légèrement recroquevillés et déformés ! Les couverts deviennent difficiles à tenir, le couteau à manipuler, les ustensiles de cuisine lourds à porter, les verres bien trop larges pour ma nouvelle morphologie... La sensibilité de la peau au niveau de l'extrémité des doigts est extrêmement fine. La préhension est par conséquent gênante et douloureuse. Sentir sa dernière phalange est handicapant et invalidant.

Sont étroitement liées une perte de force indéniable et une impossibilité à porter du poids (un kilogramme de farine, une boîte de conserve, une bouteille d'eau, une poêle... Un parapheur au travail est lourd et son transport se fait sur mes avant-bras. Tout comme soulever ma fille pour la lever de son lit le matin ou après la sieste est une opération minutieuse avec mes avant-bras. Elle a dormi dans un lit de « grand » sécurisé par une barrière.

L'arrivée de la maladie de Raynaud, au niveau des mains -dont le froid engourdit et blanchit les extrémités- oblige à avoir sur soi des gants et à éviter dans les supermarchés leurs rayons frais et surgelés.

Habillement

Afin d'éviter toute complication, il est habituel de m'habiller autrement, me chausser différemment, (sans lacet), de ne plus mettre de bijoux trop lourds, trop durs sur la peau et trop encombrants, et oublier les bagues qui blessent entre les doigts par leur frottement.

Difficulté de motricité

Une grande difficulté à bouger m'a envahie. L'impression d'être dans le corps d'une autre m'obsédait. Je m'identifie à une jeune dans le corps d'une vieille personne. Mes contractures musculaires généralisées ont conduit à une incapacité à me relaxer. Je n'arrive pas à avoir une quelconque détente musculaire. Depuis une dizaine d'année, mon corps est devenu étranger et se comporte à sa guise. Je ne le reconnais plus. Il ne répond plus à mes demandes. Je le sollicite différemment sans pour autant arriver à le relaxer, l'apaiser, le soulager. Il est comprimé, oppressé, et tendu. Le froid accentue ce phénomène. C'est mon capital, je me dois pourtant d'en prendre soin et de le chouchouter.

Fatigabilité accrue : 40 % de ma vie à dormir

Le soir, comme si l'on m'avait donné un coup de massue sur le crâne, je m'endormais d'un coup, devant la télé à vingt-et-une heure trente au plus tard. Je ne dérogeais pas à cette règle. Je gardais ce rythme depuis mon adolescence, fidèle à ce principe. Pas un soir, j'ai pu regarder un film dans son intégralité ! Mes souvenirs de collégienne me ramènent à l'autorisation parentale de regarder tous les mardis soir le western à la télévision sur une des trois chaînes possible. Systématiquement, je dormais d'un sommeil lourd et profond et le lendemain matin, je me retrouvais dans mon lit, dans lequel mon père m'avait déposée la veille à la fin du film. Adulte, je continuais ce rituel. Je peux dire que j'en ai consommé des films télévisuels ! Tous les soirs, je me calais devant le petit écran. Mes yeux devenaient tellement lourds que je ne pouvais lutter. Le sommeil est plus fort que tout, il m'emportait dans son sillage. La fatigue chronique est un fléau, une malédiction, un handicap. Veiller le soir m'a toujours été très inconfortable. Ce manque de vitalité me saisissait au fond de mes entrailles sans pouvoir lutter. Après m'être réveillée à vingt-deux heures trente, après le fameux film qui aurait dû me tenir en haleine, je rentrais dans mon lit emportée très rapidement dans une nuit de torpeur, sans sensation de rêve, jusqu'au matin. A sept heures, réveillée par la sonnerie des cigales de mon réveil matinal, je me lève, avec le sentiment d'avoir bien dormi. Mon besoin vital d'une longue nuit de sommeil représentait neuf à dix heures de sommeil. A vrai dire, à quarante ans, j'ai dormi quarante deux pour cent de ma vie !

Manque d'énergie

Tant de contractures et de raideurs affaiblissent le corps. L'énergie s'envole à jamais. Mon manque d'énergie était flagrant. Je suis dépourvue de toute volonté. La moindre action me semble une montagne à franchir. Tout devient insurmontable. Mon corps est inadapté à l'effort et empêche toute activité.

Amaigrissement

La fatigue physique entraîne la fatigue morale et un amaigrissement inévitable qu'il est bon de juguler. Pourtant, je suis tombée dans ce cercle infernal avec une perte de dix kilos. Les médecins connaissent ce phénomène mais n'anticipent pas. La fonte musculaire est source de maux et difficultés physiques dont il est d'autant plus dur de faire face. Des mois voire des années sont nécessaires pour remonter la pente.

Frilosité

Depuis mon souvenir le plus lointain, j'ai toujours souffert de frilosité. Ma circulation sanguine semble perturbée. Quelle sensation désagréable les frileux sont confrontés ! Le moindre air, même estival, m'est inconfortable et désagréable. Il me transforme en glaçon de la tête au pied. Mes extrémités se figent instantanément. Mon nez, mes mains, et mes pieds sont frais voire froids. Impossible de me réchauffer sans une épaisseur supplémentaire. Je veille toujours à avoir un pull près de moi, des gants fins dans mon sac ainsi qu'un bonnet léger.

Pourtant, j'ai pu constater que depuis mon inflammation musculaire, ma frilosité s'est accentuée nettement car ma circulation sanguine est moins fluide. L'hiver, des épaisseurs sur ma peau et même des sous-vêtements très chauds ne m'empêchent pas d'avoir froid. Trois épaisseurs ne m'effraient pas ! Je suis obligée d'avoir vingt-trois degrés à l'intérieur pour être confortable tout en étant habillée chaudement. A la belle saison, je conserve mes collants, blouson et gants pour éviter de me contracter démesurément. En juillet, il y a deux ans, je me suis surprise à mettre des sous-vêtements chauds alors que mes collègues portaient des tee-shirts. Le moindre vent me glace. Le Mistral qui souffle plus que de coutume dans la vallée du Rhône accentue ce phénomène de froid car, pour ceux qui le connaissent, il passe au travers des vêtements et il est difficile de s'en protéger.

Troubles de l'humeur

Les tensions corporelles entraînent un manque de contrôle dans mes réactions.

Réceptive à la pression atmosphérique

Par temps pluvieux ou venteux, mon corps réagit de manière défavorable. Il est chargé d'ions négatifs qui perturbent les crispations et favorisent les crevasses et la sécheresse de la peau.

La liste n'est pas exhaustive car le quotidien en général pèse lourd et pose problème. A chaque instant, mes gestes lents et maladroits me ramènent à la douloureuse réalité. Je suis empêchée. Je suis raide de la tête au pied.

3 - Traitements médicaux et chirurgicaux

Cure préventive

Par ailleurs, afin de pallier aux désagréments des maladies infantiles, le pédiatre nous avait pris comme cobayes, mon frère aîné et moi-même en maternelle et en primaire pour expérimenter une cure préventive d'injections de gammaglobulines pour passer l'hiver. L'infirmière nous faisait des piqûres très douloureuses dans les fesses. La douleur fut intense et son souvenir tout autant. Mes cris lors des piqûres de l'infirmière, le sentiment de subir dans la contrainte, sans en comprendre les pseudos bienfaits, l'absence de ma mère qui ne supportait pas de voir et d'entendre et la présence imposante de mon père me semblaient une torture. De cet épisode, je hais les piqûres sous toutes ses formes, des prises de sang à l'acupuncture à m'en sentir mal, me contracter et même avoir un malaise lorsque l'infirmière se rate. Tout en n'étant pas malade, j'étais dans une spirale infernale de contraintes médicales dont je me serais volontiers passée. Ma méfiance auprès du corps médical était déjà en route. Il s'est avéré que ce pédiatre a été suspendu de ses fonctions durant trois ans, en fin de carrière pour exercice illicite de la médecine.

Problèmes bucco-dentaires

J'ai testé très jeune l'expérience du dentiste et des caries. Du haut de mes six ans, mes caries se développaient, une à une, sur une dent puis une autre, à destination d'une prémolaire réceptive dont l'émail était friable. Dans les années soixante-dix, le dentiste n'utilisait pas d'eau avec la roulette. De mes souvenirs d'enfance, elle tournait lentement mais me procurait des douleurs et avait une odeur de brûlé. Je n'aimais pas le dentiste. Pourquoi des caries ? Pourtant, je ne mangeais pas de bonbon, ni ne buvais des jus sucrés. Sans doute que mes dents définitives ont été fragilisées par l'absorption de tétracycline, médicament prescrit à l'âge de trois ans pour soigner ma coqueluche. Depuis quelques années, ce médicament est interdit aux enfants de moins de huit ans ! Il a été reconnu que les dents subissent l'effet dévastateur de cet antibiotique. Il fragilise les dents par un émail friable sur les dents définitives en préparation et teinte d'une coloration anormale les dents définitives de manière irréversible d'un gris plus foncé vers la gencive qui se dégrade d'un ton plus clair vers le bas. Je subis déjà à mon jeune âge les effets des incohérences médicales : la santé publique qui met sur le marché à destination des jeunes enfants des médicaments inadaptés. Mes dents de lait, blanches comme des perles, ont été remplacées par des dents définitives tâchées et striées de vilains tons de gris dégradé plus foncé vers la gencive sur l'intégralité de ma dentition.

J'ai tenté de faire un blanchissement de dents par gouttières chez mon dentiste en 1995 -non remboursé par la sécurité sociale- sur les incisives inférieures et supérieures. Le résultat a été probant car j'ai récupéré deux teintes mais le gris persiste encore de nos jours. La crainte de rendre les dents plus fragiles me freine dans la réalisation d'autres gouttières vingt ans après. Le recul n'est pas fait sur ce type de symptômes contrairement à la teinte par boissons (café, thé) ou cigarettes.

Recommandation anodine m'est faite par mon dentiste à la trentaine de surtout ne pas mastiquer du chewing-gum du fait de gros amalgames qui pourraient ne pas résister à la pression, de faire saliver tout en augmentant le risque de cassure dentaire.

De grandes difficultés d'ouvrir ma mâchoire tendent au maximum les tendons du contour de la bouche pour une ouverture de deux centimètres seulement. Mordre une pomme devient très compliqué et douloureux comme une brûlure.

Opération de l'appendicite

A l'âge de neuf ans, j'ai été opérée d'une crise d'appendicite qui me tiraillait depuis de longs mois à ne plus pouvoir marcher longuement. Jour de marché, je devais faire des pauses pour revenir à pied à la maison. Les douleurs abdominales me tiraient dans le bas ventre à ne plus pouvoir faire un pas. La seule solution était le repos forcé et la position allongée pendant trente minutes. Cette épreuve à la clinique si jeune ne me laisse pas indifférente. Première anesthésie générale avec endormissement au ballon pour éviter les piqûres pour lesquelles j'en ai une sainte horreur, puis l'envie irrésistible de boire après mon réveil sans en avoir la possibilité, la difficulté de marcher le lendemain avec douleur abdominale, la première nuit hors de mon cocon familial, dans un monde hostile, accompagnée de ma peluche, un grand lapin blanc tâché de beige offert par mes parents et le souvenir d'un repas sauté par oubli de l'infirmière. Mon appendicite dans un tube transparent était enflammée et noircie et pas très jolie à voir après l'opération. Son souvenir est très présent encore. Ma cicatrice est presque invisible et je dois louer les compétences du chirurgien.

ORL

Des sinusites, rhinites chroniques et rhino-pharyngites font l'objet de mon quotidien depuis les années quatre-vingt-dix. J'ai souffert de rhumes, de nez bouché à répétition sans pour autant attraper froid. J'ai consulté un spécialiste qui m'a indiqué que ma cloison nasale était un peu déformée mais que rien ne justifiait ces répétitions. Il a préconisé un spray nasal à chaque crise. J'ai usé des tonnes de mouchoirs papier pendant des années. Le déclenchement s'opère généralement au printemps ce qui pourrait faire penser à une origine allergique.

Chute de tension

Je m'épuise régulièrement. A chaque changement de saison, ma tension approche les neuf et des mouches s'amusent à passer devant mes yeux avec des difficultés à descendre les escaliers et une sensation étrange d'avoir mes jambes en coton telle une poupée de chiffon. La peur de tomber sans pouvoir me retenir et de me casser un membre me tiraille vu leurs extrêmes raideurs à se plier. C'est le signe d'un repos bien mérité.

Vaccination à la mode

J'ai dû me protéger des maladies. Les vaccins ont eu la part belle sur mon corps contre les maladies infantiles. J'ai testé aussi à trente ans le vaccin de l'hépatite B arrêté en cours de traitement (trois prises) vu les effets secondaires décriés par l'opinion publique.

Trois mois avant mon inflammation musculaire, j'ai eu le vaccin de la DT polio. On connaît les interrogations mitigées sur les conséquences néfastes des vaccins sur le corps humain et le déclenchement de maladies. Coïncidence ou pas ?

Problèmes dermatologiques

Rapidement, les fortes contractures, la limitation des mouvements et le manque de sport ont réduit la circulation sanguine occasionnant des problèmes de peau au niveau des mains avec crevasses et l'hypersensibilité des extrémités des doigts. La sécheresse au niveau des mains est importante. La peau est cartonnée au niveau des avant-bras. La couleur est bleutée. Des démangeaisons semblent soulager la sécheresse près des poignets. Les articulations sont rouges. Les doigts au niveau des phalanges et des articulations sont gonflés. Les cuticules sont inexistantes. Certains ongles sont striés. Les ongles sont presque blancs avec les doigts tendus. Les phalanges sont rouges.

Aucun dermatologue, généraliste, ou pharmacien n'a pu m'apporter une solution efficace pour le soulagement de la sécheresse au niveau de la paume des mains et surtout des doigts. Je deviens testeuse de toutes les crèmes mises sur le marché ! En outre, des petits boutons sont apparus dans les paumes des mains de temps en temps.

Mon corps présente également des signes de sécheresse sur les jambes (surtout les mollets et les pieds) et les bras.

En 2011, mes problèmes de peau au niveau des mains m'insupportent. Depuis quatre longues années je ne vois pas d'amélioration. J'espère quelques conseils par un autre corps médical. Exceptionnellement, la dermatologue, chef de service de l'hôpital, m'accorde une hospitalisation de jour sur deux jours près de mon lieu d'habitation pour quelques examens médicaux. Direction l'ophtalmo qui, après un fond de l'œil et une torture pour voir l'état de mes yeux et estimer si un médicament (avec effet secondaire : une atteinte oculaire) pourrait m'être prescrit. Le médicament est abandonné du fait de l'état peu avancé de la maladie. La torture oculaire aurait pu être évitée !

Atteinte pulmonaire

En 2011, seule une petite atteinte pulmonaire alvéolaire est découverte. Des examens sur ma capacité pulmonaire sont réalisés et confirment une restriction respiratoire de 30 % par rapport à une femme de mon âge. La fibrose pulmonaire est à surveiller chaque année. Il aura fallu attendre cinq ans pour faire cet examen et cette constatation !

Problème d'immunité

Il est question aussi de maladie auto-immune : le syndrome de chevauchement de la sclérodermie et de la dermatomyosite vu les symptômes physiques.

Les anticorps anti-nucléaires 1/800 et anti PMScl sont positifs cette année-là, soit cinq ans après l'inflammation musculaire. Le corps médical met enfin un nom sur la maladie : la sclérodermie. Elle fait partie des maladies orphelines (une faible partie de la population en est atteinte) bien qu'elle se répande de plus en plus auprès des femmes de nos jours.

Il est vrai que connaître de quelle affection l'on souffre, soulage notre mental. On connaît mieux à quoi s'attendre. En l'occurrence, il s'agit d'une pathologie peu répandue. Elle peut attaquer les organes vitaux ce qui n'est pas mon cas. Elle est juste au premier stade et n'a pas évolué depuis dix ans. Cela m'encourage fortement à gagner de jour en jour le combat contre elle.

Apparition de nodules

En 2011, après la fin de la prise de cortisone, des nodules sous cutanés sont apparus sur mes articulations des coudes et des genoux surtout. L'impossibilité de faire un prélèvement par le dermatologue vu l'attachement aux tendons n'a pas permis de déterminer leur composition car invisibles à la radio (alors qu'ils auraient pu être de la calcification).

4 - Qualité de vie détériorée

Ma vie en général a été perturbée par tous ces manquements et toutes ces difficultés ce qui s'est traduit par une nette diminution de mes performances physiques. Le minimum vital était requis et le repos nécessaire à chaque moment de liberté hors du cadre professionnel.

J'ai perdu l'autonomie au sens propre du terme c'est-à-dire la faisabilité d'exécuter une tâche quelconque avec facilité. De grandes difficultés avec perte de repères me plongèrent à la suite de mon inflammation musculaire dans un profond désarroi qui ne peut être compris par le commun des mortels si ce n'est celui qui vit cette situation à l'identique. Tout me parait insurmontable.

De grandes difficultés pour utiliser mes mains rétractées quotidiennement me ralentissent dans l'intégralité de mes mouvements et me renvoient une image dégradée, vieillie et insupportable de ma propre personne. J'ai pris vingt, voire cinquante ans d'un coup ! Je me trouve dans un corps d'une personne du quatrième âge (et encore, beaucoup d'entre-elles sont plus alertes que moi) tout en conservant ma jeunesse mentale de mes quarante ans. Je souffre dans mon corps raide comme un robot, emprisonnée dans une armure, sans même pouvoir m'étirer. Le quotidien devient vite une source de frustrations.

Perte d'autonomie dans les activités domestiques

Je me sens prisonnière de mon corps. Je perds mes repères. J'ai tant de difficultés pour agir, que gérer la maison, la cuisine (éplucher, couper, porter les ustensiles de cuisine) et l'entretien (balai, serpillière, poussière) sont très compliqués et exécutés avec douleurs et brûlures.

Perte d'autonomie dans les activités sociales et de loisirs

L'envie s'est envolée de sortir de chez moi car tout me paraît insurmontable. J'appréhende le seul fait de bouger mon corps ! Les loisirs passent désormais au second plan. Au travail, la douleur est ajoutée à ma gestuelle lente et difficile. Je suis constamment empêchée dans mes mouvements les plus simples du quotidien : prendre le combiné du téléphone, tourner les pages d'un dossier, écrire, m'asseoir, me lever, me baisser, récupérer un objet au sol, etc.

Perte d'autonomie en famille

Ma difficulté de m'occuper de ma fille en bas âge m'a pourtant donné la force de surmonter mes difficultés, obligée de l'élever et de répondre à ses besoins. Ceci m'a permis de ne pas m'ankyloser et de développer plus de force sur ma main droite car je suis droitière.

Perte d'autonomie dans les soins personnels

La première difficulté est de prendre un bain. La position assise au sol m'est impossible à moins de me laisser tomber sur les fesses. Mais comment faire pour me relever avec mes mains en forme de crochet, sans force et sans mobilité ? Prendre la douche dans la baignoire est un calvaire car difficile d'accès sans pouvoir lever les poteaux qui me servent de jambes. Se stabiliser ensuite sur un sol glissant relève de l'exploit. Beaucoup de précautions et de temps sont nécessaires.

Que la terre est basse ! Mes pieds sont bien loin de mes mains ! Quelle difficulté pour me chausser, mettre des collants ou des chaussettes, pour me couper les ongles et me mettre du vernis, et même pour me laver les pieds !

Le dos est également une zone difficile d'accès. Que dire de mon visage qui ne m'a jamais semblé être aussi osseux avec mes doigts crochus qui ne peuvent l'appréhender aisément. Étendre une crème sur le corps du bout des doigts -avec douleur dans la torsion du poignet et raideurs dans les doigts- est riche d'enseignements.

3.

Les troubles digestifs

Vomissements à répétition

Depuis mon plus jeune âge, j'ai fréquemment eu des crises de foie et crises d'acétone jusqu'à l'adolescence. Ma spécialité était le vomissement malgré moi ! Des souvenirs de mal être dû aux maux de ventre, d'amertume dans la bouche, de brûlure dans l'estomac, de fatigue... reviennent. Les transports accentuaient ce phénomène. Puis vint la période des gastro-entérites à répétition chaque année pendant une vingtaine d'années.

Ballonnements intempestifs

Depuis ma plus tendre enfance, je souffrais de ballonnements à répétition. C'est le symptôme qui me caractérise le plus. On peut s'imaginer une petite fille avec un ventre gonflé comme une baudruche ! Fragilisés par les boissons gazeuses, les laitages et la farine de blé, mes intestins se faisaient la part belle à montrer leur existence au commun des mortels. La honte me tenaillait. A la mer, avec mon maillot deux pièces, et ma silhouette fine et élancée, j'arborais un ventre rond bien tendu comme les Biafrais du Tiers-Monde en Afrique. Mes habits se limitaient à des tailles au-dessus de la mienne, (une à deux) des vêtements larges, amples pour cacher mes gonflements répétitifs. J'ai même essayé à vingt ans les vêtements de grossesse avec un caleçon qui, résolument, n'était pas adapté à ma morphologie fine.

Ces ballonnements me prenaient à n'importe quelle heure du jour, sans prévenir accompagnés de douleurs généralement avant trente ans et d'importants désordres intestinaux après cet âge. Souvent rapidement après le repas, avec un plat de pâtes à la bolognaise, des crudités, une consommation de pain industriel, du lait, des boissons gazeuses, etc. J'étais une collectionneuse de colites et de ballonnements. L'inconfort était là. J'ai longtemps pensé que l'alimentation crue était responsable. C'était mon deuxième cerveau ! Il réagissait sans nul doute à la pression quotidienne, trop forte à avaler par mon véritable cerveau. Hypersensible et secrète, j'avais du mal à cacher mes émotions au travers de mon ventre. Il se gonflait d'air, comme pour me dire qu'il en avait marre. Au fil des ans, il devait supporter l'avalement de toute nourriture dans des repas express, le stress du travail, la vie trépidante de la course boulot-dodo. Il réfléchissait à ma place... Tant de fausses excuses qui ne donnaient aucune amélioration quant à leur suppression dans ma vie courante.

Mes problèmes de colites n'ont jamais été diagnostiqués par un médecin généraliste et spécialiste. Aucune médicament spécifique ni aucun conseil ne m'a été donné pour y remédier. J'ai consulté un médecin généraliste non conventionné dans les années 2000 qui m'a parlé pour la première fois de probiotiques à consommer en cure. Grâce à leur absorption, l'amélioration s'est fait ressentir dans mon organisme sans pour autant évacuer les inconvénients moins fréquents.

Pourtant, j'ai récemment presque éliminé le lait et ses dérivés et réduit ma consommation en gluten (produits manufacturés, pain, produits sucrés...) Mon confort digestif s'est amélioré inévitablement sans pour autant de manière spectaculaire.

4.

Les troubles cognitifs

1 - Baisse de performances intellectuelles

La lourdeur de la maladie entraîne la baisse de toutes les capacités notamment intellectuelles. Le mental ne suit plus car obsédé par le mal et soumis à l'isolement. Le cerveau est ramolli sclérosé, vidé. J'ai passé des concours administratifs pendant de nombreuses années sans avoir un résultat suffisamment positif malgré mes compétences professionnelles et mon niveau d'études. J'ai l'impression d'être à côté de mes chaussures.

Perte de mémoire

J'ai une facilité d'apprentissage et une bonne mémoire depuis mes jeunes années scolaires. Ma mémoire visuelle m'aide beaucoup. Or, outre le poids des âges qui limite la mémoire, j'ai pu constater une certaine difficulté à mémoriser.

Difficulté d'attention

Ma concentration à chaque instant sur mon mal au réveil de chaque douleur m'empêche d'avoir une concentration continue. Je vis mon mal à chaque seconde car il me rappelle systématiquement à son souvenir.

2 - Domaine des émotions et de la sensibilité

Anxiété : La confrontation de la maladie dans un avenir incertain inquiète notre inconscient et use notre quotidien. Les douleurs physiques s'additionnent aux douleurs morales et forment un cocktail qui nous fragilise. Les médecins ne peuvent traiter que par des anxiolytiques -bouée de secours provisoire- voire même prescrivent des antidépresseurs qui ne soulagent que des symptômes et masquent la réalité. La vie est insupportable dans la souffrance mais elle l'est d'autant à mon sens que de la vivre avec des antidépresseurs.

La perception

La simple vue d'un objet lourd ou difficile de manipulation (comme le bouchon d'un stylo ou d'une bouteille d'eau) ou encore le volume de charge à effectuer (comme le tri de papiers, le fait de feuilleter un magazine…) me perturbe avec la peur de ne pas y arriver et de devoir user de la force physique que j'ai perdue.

Hypersensibilité

J'ai pu constater le développement de mon hypersensibilité. Je suis plus à l'écoute de mon corps et suis par conséquent plus réceptive à tout signe. Par exemple, je ressens circuler les énergies dans mes jambes lors de séances d'acupuncture et de magnétisme. Mon hypersensibilité s'est accrue considérablement depuis ces dernières années.

Electrosensibilité aux ondes

Certains bijoux (même en or), les montres, les soutiens gorge à armature métallique et les lunettes en métal m'occasionnent une sensibilité électromagnétique qui se manifeste par des troubles neurologiques. La sensibilité aux ondes électromagnétiques est accrue lorsque j'utile mon ordinateur portable sur mes genoux. J'ai alors du mal à me lever à cause de fortes raideurs musculaires dans les mollets et au niveau des genoux. Mes mains sont crispées. Au bureau, je sens le bureau métallique conducteur des ondes et des sensations désagréables de vibrations dans mes jambes.

Deuxième partie

Les conforts de vie

Le chaos passé et ces mois de « zombie », dans la peau d'une autre, je me suis réveillée avec la ferme volonté de m'en sortir. Je ne pouvais me convaincre que j'étais malade. Je ne méritais pas cela. J'avais toujours eu une vie calme et saine sans excès. Qu'aurait donc déclenché cette maladie ?

1.

Le volet médical

1 – La médecine allopathique

Je n'ai jamais eu grande confiance au corps médical. A cinq ans, le pédiatre préconisait un régime à base de piqûres à base de gammaglobuline afin de prévenir les maladies infantiles extrêmement douloureux. Ce traitement n'a pourtant pas été efficace puisque mon frère et moi-même sommes atteints de maladie auto-immune. Le traumatisme des piqûres reste intact encore et gravé dans ma mémoire. J'appréhende la moindre aiguille et les prises de sang sont pour moi un calvaire. Je raidis tout mon corps à la vue d'une simple aiguille. Pour autant, je recherche désespérément un certain confort de vie pour alléger mes raideurs.

Vaccination

La modification de procédure de vaccination de l'hépatite B par les pouvoirs publics m'interroge encore. Certains s'accordent à dire que l'aluminium dans les vaccins pourrait perturber l'immunité et développer des maladies auto-immunes. Mais le bénéfice des vaccins étant plus important que les éventuels problèmes, les vaccins restent sur le marché.

La vaccination de la DT Polio trois mois avant mon inflammation musculaire me rend perplexe même si les médecins s'octroient à dire que le recul est suffisamment grand pour ne pas l'accabler.

Séances de kinésithérapie

Trois séances de kiné par semaine apportent à mon corps les bienfaits d'assouplissement et de bien-être au niveau du cou, du dos, des jambes et des mains. Des drainages lymphatiques des membres inférieurs et supérieurs me donnent un sentiment de légèreté dans mes bras et mes jambes. J'ai testé de nombreux kinés. Certains sont tournés vers la détente et la relaxation avec des massages doux, d'autres font des massages utiles (mains, pieds, dos). Le bienfait est toujours présent.

Contrôles médicaux hospitaliers

Afin d'améliorer mon quotidien, je me suis tournée vers le Centre hospitalier universitaire en 2011 pour être suivie régulièrement par les mêmes personnels et par des matériels identiques.

Des examens ont été effectués et il a pu être réalisé un suivi médical annuel. Aucune évolution défavorable depuis 2011. Toutefois, le sentiment d'être un objet de curiosité au cours des consultations des internes et visites d'étudiants est assez fort et plutôt déplaisant devant le regard vide du personnel médical et l'absence de commentaire.

Au fil des années depuis l'inflammation musculaire, il m'a été indiqué par le corps médical les maladies successives suivantes : la fibromyalgie, la dermatomyosite, le syndrome de chevauchement sclérodermie et dermatomyosite puis la sclérodermie à la suite du marqueur positif des anticorps. C'est dire que le diagnostic a été incertain pendant cinq ans, période pendant laquelle je n'ai fait que des prises de sang régulières.

Ergothérapeute

Ma rencontre avec l'ergothérapeute de l'hôpital m'a mis du baume au cœur grâce à son optimisme et à ses compétences. Grande femme brune frisée au regard vif qui allie ses compétences professionnelles à son empathie, son sens de la communication et sa bonne humeur. A chacune de mes séances, je gagne quelques millimètres dans l'ouverture et la fermeture de mes mains. Elle travaille sur les fascias qui sont des fines membranes qui enveloppent les muscles et organes qui se contractent notamment sur des crispations ou le stress et, procure des massages manuels qui facilitent le travail de décontraction des tendons. Aidée d'outillages performants, elle me fait travailler trois heures par jour pendant une semaine. Le mental doit s'habituer à gagner en souplesse et retrouver des postures qu'il n'intègre plus. Le travail par moment donne l'impression que les doigts vont se casser à cause de l'appréhension et de la douleur mais le gain est certain : un demi-centimètre par doigt par semaine. Les séances sont fatigantes mais tellement bénéfiques. Pour autant, le travail se fait en douceur, avec des massages et de la manipulation adéquate à la pathologie. J'ai gagné trois centimètres par doigt à la fermeture grâce à son intervention en quatre cures. Mon objectif reste la fermeture totale de mes mains. L'amplitude articulaire n'étant pas atteinte, l'espoir n'est pas un leurre. L'inconvénient du métier est sa prise en charge selon des règles strictes d'hospitalisation à raison de deux à trois fois par an. L'ergothérapie est utile à l'amélioration des symptômes voire à leur guérison. Cette spécialité n'est pas assez développée dans notre pays.

2 - Les médecines alternatives et parallèles

Les bienfaits du yoga et de la sophrologie

J'ai pratiqué pendant deux ans le hâta yoga dans les années quatre-vingts, enseigné par une femme d'expérience. Les mouvements lents et appliqués d'assouplissement et d'étirement, de maintien et de force apportent un bien-être physique et mental, une relaxation et une plénitude confortables ainsi qu'un tonus corporel. Cette pratique physique complète quotidienne d'une heure trente minutes apporte un tel relâchement mental que se met en place une attitude zen qui dure quelques jours voire la semaine. Beaucoup de bienfaits sont reconnus dans cette technique venue d'Inde. Mais depuis mes problèmes de santé, il m'est impossible de me mettre au sol. Toutefois, je pratique la respiration abdominale afin de m'apaiser.

L'analyse de la généalogie

Cela a été l'occasion de faire des recherches sur ma généalogie et construire mon arbre généalogique afin de comprendre mon histoire familiale. Je convie même mes ancêtres à mon parcours en vue de trouver les liens entre les êtres et leurs similitudes. Aidée des dates de naissance des mes ancêtres et de leur parcours de vie, j'ai fait des découvertes intéressantes. J'annote des critères génétiques, des identifications, des ressemblances, une fidélité familiale, etc. J'arrive peu à peu à faire des liens. Se dessinent alors sur ma palette colorée les traits structurés de mon histoire programmée.

Les séances de kinésiologie

La kinésiologue, ancienne infirmière, pratique la kinésiologie, avec plusieurs techniques depuis de longues années. Allongée sur un lit, je me laisse aller à la détente. Elle utilise le pendule, les pierres, les huiles essentielles, les cartes des plantes. Elle interroge l'espace temps (présent, passé, futur) avec le pendule afin de partir à la recherche d'un dysfonctionnement éventuel.

Elle a fait ressortir mes faiblesses, mes peurs et mes interrogations. Je lui ai parlé de mes blocages professionnels. Elle m'a permis de poser une image positive sur moi-même en vue d'aller de l'avant. Dès la première séance, j'ai pu constater le bienfait du travail sur les énergies car j'ai pris conscience de mes compétences d'écrivain et de l'aboutissement de mon projet d'écriture de livre une dizaine de jours après. J'ai alors créé ma structure d'écrivain public Plum'issime. Elle m'a demandé de mettre une image précise de plante dans mes lieux de passage afin de l'avoir à la vue le plus souvent possible. Arrivée à mon domicile, j'ai pris mes pinceaux et j'ai peint l'image fleurie. Cette première séance a été très fructueuse car elle a développé ma créativité. Deux autres séances ont suivi. La kinésiologue a été à la fois surprise et ravie du bénéfice de ses actions. Elle m'a indiqué que je resterai dans ses annales.

Le magnétisme

Testé environ quinze ans auparavant pour des problèmes de surmenage professionnel et de fatigue, je me suis tournée vers un magnétiseur. Je sors de ces séances avec une énergie et une détente qui me font beaucoup de bien. J'y reviens pour me recharger en énergie et pour apaiser mes tensions. Je suis très satisfaite de cette pratique.

La découverte de l'acupuncture

Je me suis également tournée vers l'acupuncture qui me permettait de faire circuler les énergies dans mon corps. A chaque séance hebdomadaire, les aiguilles plantées dans le dos, les épaules, le sommet du crâne et les oreilles perforaient mon corps dont la peau fine sentait généralement les piqûres comme des agressions physiques. Un mal pour un bien car dans mes mollets circulait un flot ininterrompu de bouillonnement, tel un torrent.

La découverte de l'homéopathie

Je me suis décidée à consulter un homéopathe pour un travail de fond, sur le terrain immunitaire. Un homéopathe uniciste m'incite davantage à m'investir dans un traitement à long terme car le nombre de doses est réduit à un seul traitement à la fois contre différents tubes avec un homéopathe classique. Mais la notoriété de l'homéopathe classique a penché dans la balance.

Le traitement homéopathique à long terme et un traitement de prévention anti grippal m'ont été donnés.

Récemment, je suis allée consulter un homéopathe dans ma région qui enlève les allergies. Doté de petites fioles contenant les allergènes, il dépose chaque fiole sélectionnée sur mon cou (tout en étant allongée) puis, par une simple pression au niveau des tempes, il teste l'allergie. Ensuite, sans contact physique, il supprime le problème. Il m'a trouvé une allergie au plomb, au mercure, au BCG et à l'arsenic. J'ai dû constater que ma toux grasse matinale s'est nettement atténuée dès le lendemain. A l'occasion de ma deuxième consultation, à la suite de la dépose de ma dernière couronne, il m'a trouvé une allergie au mercure, au plomb, aux foins et poussières, aux allergies environnementales, au vaccin ROR et aux rayons gamma. A deux reprises, il a dû tester le mercure et le plomb qui semblent bien ancrés au plus profond de mes organes. J'ai ressenti les effets immédiats dans mes jambes à l'instant où la fiole est déposée sur mon cou. Rares sont les personnes qui perçoivent cette sensibilité. Il a ajouté un autre produit sans m'en dévoiler le nom afin de constater les effets. J'ai senti des picotements des pieds à la tête, comme un courant qui me parcourait tout le corps avec des frissons par moments lorsque la pression est trop forte, puis une pression forte sur le crâne (à la base et au sommet de la tête surtout), pour ensuite s'échapper par le septième chakra.

Le bénéfice sur la toux est encore plus flagrant et la sécheresse des mains s'est améliorée.

La découverte de l'ostéopathie

Après la naissance de ma fille, des séances d'ostéopathie m'ont apporté un confort appréciable car mon corps n'était pas dans son axe. Mon bassin vrillait en avant à droite. En position debout, mon corps penche sur l'avant de mes pieds. Mes orteils supportent ainsi l'intégralité du poids. Mon bassin part en avant, mon dos se creuse, mes épaules se voûtent légèrement et mon cou compense la position en arrière. La correction de l'ostéopathe à chacune de mes visites m'apporte une légèreté corporelle qui fait du bien au corps et au moral.

La détente par la chaleur et les massages

J'ai débuté des séances de massage sur mon corps meurtri par tant de tensions musculaires. Mes raideurs ne pouvaient supporter aucune incartade telle que promenade à pied prolongée, course à pied, vélo, yoga et sophrologie (impossible de me mettre à terre), piscine (assèchement prématuré de la peau et surtout des mains avec crevasses)... Un peu de douceur sur ma peau se révèle avoir un effet décontractant, reposant, relaxant, et même décongestionnant. Quelques minutes de bien-être contre des heures de tensions ! Le massage aux pierres chaudes a facilité ma remontée physique face à des mois d'épuisement et de douleur. Mon budget se grève de séances de massages dans différents endroits.

J'ai par ailleurs pris un abonnement pour des séances hebdomadaires de balnéothérapie (hammam, sauna et jacuzzi). Cette séance d'une heure m'apporte un bien fou. La chaleur me convient parfaitement. La détente apportée par ce genre de technique suivie d'un thé me procure un bonheur total.

La réflexologie plantaire

A plusieurs reprises, j'ai bénéficié des bienfaits de massages plantaires. Les points d'acupuncture, les méridiens et les centres de nos énergies sur la surface du pied aident la circulation à se propager dans tout le corps. Le résultat est surprenant. Une totale détente nous enveloppe, le pied est léger et la marche souple.

3 - Amélioration de mon alimentation

Vu les troubles intestinaux et ballonnements, je me suis tournée vers un changement d'alimentation depuis un an.

La farine de blé

La farine de blé a évolué au détriment de sa qualité. L'ingurgitation de gluten dans le corps va à l'encontre du bien-être digestif. Il est important de s'interroger sur la nécessité de manger du pain ou des plats cuisinés. J'ai pour ma part supprimé la plus grande partie des aliments à base de farine de blé et mes intestins se sentent beaucoup mieux.

Les laitages

J'ai testé l'alimentation sans les laitages. J'ai arrêté de boire du lait chocolaté qui m'occasionne des ballonnements. J'ai évité les yaourts pendant quelques mois. J'ai pu constater un amincissement au niveau abdominal et un confort digestif. Il est vrai que dans les années soixante-dix, les yaourts se vendaient à l'unité dans un contenant en verre. Aujourd'hui, le commerce à grandes échelles a transformé la consommation de yaourt au détriment de la qualité nutritionnelle.

La recherche de la défense de l'immunité

En l'an 2005, j'ai fait la rencontre d'un généraliste hors nomenclature qui préconisait les probiotiques. Encore méconnus à l'époque, j'ai pourtant suivi ses conseils. J'ai fait des cures durant des mois afin d'améliorer mon transit et de retrouver de bons intestins.

Récemment, sur les conseils d'une pharmacienne, je me suis dirigée vers un médecin généraliste qui, au travers d'analyses biologiques très détaillées réalisées en Belgique. Un mois après, les résultats hors normes sont saisis dans le logiciel adéquat du médecin qui conclut à un traitement homéopathique à commander dans un laboratoire spécialisé en Belgique. Le traitement à long terme consiste en doses à 1000K et mélanges de granules spécifiques à diluer dans une bouteille de 25 cl d'eau avec prise journalière d'une petite cuillère.

Remède du bout du monde : les plantes médicinales

Mon voyage à Londres cet été m'a amenée dans une rue du quartier punk. Une devanture de magasin m'a interpellée. Une affiche appelait le passant : « Montrez-nous votre langue et un médecin fait un diagnostic gratuit. » Des livres à vendre dans une salle, des plantes dans une autre et du thé, et l'accueil avec le médecin chinois m'ont conforté dans le sérieux de leur démarche. J'ai osé entrer. J'ai expliqué en anglais l'objet de ma venue et le médecin, après avoir regardé ma langue et pris mon pouls, m'a fait une ordonnance sur un cocktail de plantes pour booster l'immunité, donner de la vitalité et assouplir les muscles. Je dois dire que les effets sont très rapides. Je me suis sentie différente très rapidement. Mon corps s'est assoupli, permettant des mouvements plus amples, et plus flexibles. Mes jambes se plient de manière confortable et je gagne jour après jour quelques millimètres de fermeture. Peu à peu, j'arrive à me baisser, m'accroupir et maintenir la position de plus en plus. Il est loin le temps où mon corps restait raide comme un « i » ! La composition, à base de plantes chinoises sous forme de gélules, est à commander à Londres ou dans d'autres pays. La plante la plus utilisée dans la composition est l'angélique, plante immunitaire qui a survécu à l'aire glaciaire, il y a dix-huit mille ans. Utilisée par les Grecs, les Hébreux et les Romains, son huile essentielle servait à assouplir les muscles avant les combats et mieux supporter les coups. Elle a de grandes propriétés. On l'utilise pour traiter les bronchites, les problèmes de circulation, les spasmes musculaires, les rhumatismes, l'insomnie, le manque d'énergie, l'inflammation des intestins et les indigestions. C'est un puissant nettoyeur sanguin.

2.

Les conseils et astuces

Le pire dans la maladie est de se laisser prendre en charge par la médecine, de se mettre à la place du « malade » et de se laisser guider par le médecin sans rien faire. Car la maladie guide nos pas. Il est aisé de rentrer dans ses pantoufles et d'attendre de meilleurs jours. Cette attitude passive face à la vie est nuisible pour la survie. Les conseils du généraliste sont rares afin d'améliorer son hygiène de vie par la médecine.

Afin de conserver une autonomie relative, la recherche de la fonctionnalité est nécessaire pour avoir un maximum de confort, de sécurité et d'efficacité dans ses gestes. Pour mettre toutes les chances de guérison de son côté, il est important d'être actif, d'arrêter de fumer et d'avoir une alimentation équilibrée.

1 - Alimentation

Remettre en cause ses habitudes alimentaires passe par le fait d'être prêt à limiter sa consommation de nourritures ou boissons sucrées (céréales raffinées, boissons gazeuses, biscuits, plats préparés, bonbons, les produits transformés...), de penser à manger des produits locaux, les légumes frais (verts et colorés) et les fruits rouges et noirs en évitant les cuissons à haute température (barbecue et fritures), et d'optimiser les apports en oméga 3, antioxydants, oligo-éléments, magnésium et vitamines C et D (anti douleur et activateur du système immunitaire).

L'alimentation sans laitage et/ou sans gluten peut apporter un confort et une baisse des perturbations corporelles.

Se tourner vers une herboristerie est une condition très intéressante pour soulager ses maux.

2 - Rangement

Matériel

Eviter de préférence les rangements trop bas ou trop hauts et privilégier plutôt le rangement à hauteur d'homme.

Utiliser des placards muraux à tiroirs coulissants avec ouverture et fermeture facilitées ou placard à étagères avec faible profondeur genre bibliothèque (30 cm seulement) pour accès libre sans avoir à se baisser pour prendre un article au fond du placard.

Acheter une demi-armoire à chaussures avec rabats de faible profondeur (10 cm) très facile d'utilisation sans effort pour ranger ses chaussures.

Installer un rehausseur à chaque pied de lit, de fauteuil, ou de canapé en vue d'apporter un peu de hauteur à des articles qui sont bas.

Utiliser un plan de travail de 95 cm de hauteur minimum afin d'éviter de forcer sur tout le haut du corps (cou, épaules, dos).

Installer une table de bar haute dans la cuisine qui sert de desserte, de table de travail et de table de repas sans avoir à se baisser.

Choisir des chaises avec assises confortables de préférence haute pour éviter de plier se jambes.

Faire installer des toilettes plus hautes que la normale.

Utiliser une tablette plutôt qu'un ordinateur car l'écran tactile est fonctionnel.

Ustensiles de cuisine

Acheter des ustensiles à large manche pour avoir une meilleure prise.

Utiliser des couteaux en céramique dont la lame est plus tranchante.

S'habituer à manipuler avec des outils utiles à piles tels qu'ouvre-boîte, ouvre-bocal, ouvre-bouteille, tire-bouchon, mandoline, moulin à poivre et sel, épluche-légumes qui sont faciles d'utilisation et surtout qui évitent de forcer. L'ouvre-bouteille est un compagnon de vie depuis plusieurs années, tout comme l'épluche-légumes à piles qui économisent ma force.

L'utile casse ampoules en vente en pharmacie facilite la vie.

Opter pour le nettoyage par le papier jetable avec les boîtes de mouchoirs en papier pour essuyer ou même les rouleaux de papier avec distributeur.

Acheter un range-tasses suspendues à poser sur le plan de travail qui est à portée de mains.

Courses

Se servir d'un sac à roulettes (ou caddie) pour porter les courses (quoi que difficile de porter trop lourd au niveau du poignet et du bras qui supportent une partie du poids. Choisir un caddie à trois roulettes afin de monter les escaliers.

Porter de préférence les sacs de course ou autre objet avec des sacs à anses larges à porter autour des poignets ou sur les avant-bras et même sur les épaules.

Nettoyage

Utiliser un balai vapeur pour le sol, les vitres, les robinetteries, la douche et la baignoire, le lavabo et l'évier ainsi qu'un balai pour dépoussiérer le sol avec lingette à usage unique et un petit manche pour les meubles.

Utiliser des gels douche à flacon pompe ou mieux encore du savon

Mettre des gants de chirurgien pour se laver les cheveux, faire la vaisselle ou toutes autres tâches ménagères y compris dans la manipulation ce qui protège la peau et diminue la sensibilité.

3 - Habillement

Privilégier les leggings aux collants. Certains, grattés à l'intérieur pour l'hiver qui protègent bien du froid.

Choisir des chaussettes ou bas de contention pour la circulation sanguine (éviter les collants difficiles à mettre).

Acheter des gants chauds et douillets en soie (sous-gants) ou en laine

Privilégier des sous-vêtements chauds spécialisés dans la protection du froid à destination des personnes frileuses ou dans des endroits froids. (Collants, tee-shirt, caraco, etc.).

Choisir des vêtements de couleur qui ont une incidence sur le moral. Sortir de l'indémodable noir l'hiver pour agrémenter de couleurs chaudes ou froides.

Supprimer les armatures dans les vêtements (soutien-gorge surtout).

Eviter le port de bijoux acier qui sont conducteurs d'ondes électromagnétiques. La plus grande attention doit être portée à certains bijoux en or qui peuvent comporter un alliage de plusieurs métaux également conducteurs d'ondes.

Privilégier des chaussures ouvertes (genre mules). Ne pas utiliser des fermetures à boucle ni lacets ni les bottes à enfiler ni les tongs qui sont difficile à enfiler. De préférence, prendre des chaussures avec fermeture éclair quoi que difficile à manier. Les ballerines sont faciles d'utilisation. Les bottines souples moutonnées sont très agréables à porter même si elles ne tiennent pas bien le pied. Celles en acrylique sont chaudes et pas serrées. Une semelle à l'intérieur peut aider à avoir plus chaud si la semelle n'est pas assez isolante du sol. Le plat est à privilégier ou à défaut, un petit talon (4 cm maximum) de préférence en crêpe qui amortit les chocs et des talons compensés pour un meilleur maintien et éviter les chutes ou les déséquilibres.

Des chaufferettes dans les poches isolent du froid les mains et les pieds. Une pommade labiale grasse pour les lèvres évite les fissures ou gerçures.

4 - Soins du corps

Un point particulier peut être envisagé en vue d'adoucir ses troubles par des soins du corps : balnéothérapie (effet antalgique et décontractant de l'eau chaude, favorise le relâchement musculaire), massages deux à trois fois par semaine chez la kinésithérapie et modelages.

Des crèmes adaptées au corps sont difficiles à trouver. L'hôpital propose une préparation et une crème à l'acide hyaluronique remboursées par la sécurité sociale. Certains pansements pour les doigts sont aussi remboursés.

Utiliser une couette plutôt que des draps et couvertures, plus facile de manipulation. En hiver, le tissu en flanelle apporte beaucoup de chaleur ou de douceur.

5 - Ergonomie au travail

Acheter des stylos épais ou des boules à glisser autour du stylo, une agrafeuse à piles, des doigtiers caoutchouc à picots pour trier le papier, un bras de téléphone, une tablette à roulettes, un repose-coudes, des gants chauffants USB, un tapis chauffant, une petite souris, un repose-pied…

Penser à mettre des gants fins en soie par exemple pour diminuer la sensibilité des doigts.

6 - Développer son réseau social

Apprendre à respirer profondément, pratiquer une activité physique, prendre l'air pour oxygéner les tissus et augmenter son taux de vitamine D, et s'aérer contribuent au mieux être (pour le physique et le moral).

Un aspect important à ne pas négliger est de maintenir le réseau d'amis, la famille et avoir des activités sociales, artistiques ou spirituelles.

7 - Prise en compte du handicap

La loi sur le handicap de 2005 pour l'égalité des droits et des chances, la participation et la citoyenneté des personnes handicapées rappelle leurs droits fondamentaux et l'obligation de solidarité de l'ensemble de la société en leur faveur.

Reconnaissance travailleur handicapé

Sans arrêt de travail pour maladie pendant trois ans, la mutation sur un poste à quarante kilomètres de chez moi en 2009 a occasionné une rupture professionnelle de six mois (engendrée par de la fatigue supplémentaire et des douleurs physiques des mains à tout le haut du corps). En parallèle, j'ai déposé un dossier de déclaration de travailleur handicapé auprès de la Maison départementale des personnes handicapées (MDPH) afin d'obtenir une priorité de mutation. Cette reconnaissance est utile également pour la retraite, pour les chèques vacances (remboursement plus avantageux). Elle permet aussi de bénéficier d'un tiers temps pour les examens et concours et de constituer un dossier de prestation du handicap en vue d'aménagement de son lieu d'habitation, de son lieu de travail et d'appareillage ou d'aide au transport.

Aménagement de poste de travail

Toujours déterminée à améliorer ma santé, en septembre 2012, je dépose un dossier d'aménagement de poste de travail auprès de mon employeur. Le parcours du combattant débute alors pour de longues et pénibles sollicitations. La première embûche consiste dans la difficulté de trouver du matériel adapté à ma pathologie. La deuxième est de faire coïncider le matériel équivalent, par trois fournisseurs différents, au même tarif. La troisième est de proposer une période d'essai généralement refusée par les fournisseurs. La quatrième est de récupérer des devis cohérents et justes par internet dans des délais raisonnables. Le fauteuil et le repose-pied, prêtés gracieusement durant une semaine, m'ont été livrés, en septembre 2013, soit un an après ma demande initiale puis un bureau et une demi-armoire. En septembre 2014, j'ai demandé à mon employeur une étude approfondie par un ergonome du travail qui pourrait affiner mon cadre de travail, percevoir mes difficultés, les évaluer et les compenser par la préconisation de petit matériel. L'opportunité de l'achat d'une demi-armoire à petits tiroirs avec un classement à plat (genre architecte) plutôt que l'utilisation actuelle de gros classeurs de format A4 à dos large dans une grande armoire me paraît judicieuse, tout comme une petite souris, des gants chauffants et un repose-poignet.

Le droit à compensation

Le projet de vie de la personne constitue le droit à la compensation de son handicap.

La prestation du handicap financée par les collectivités territoriales de la fourniture d'une armoire murale à tiroirs dans la cuisine ainsi que de petits matériels de cuisine à piles tels que ouvre-boîte, ouvre-bocaux, ouvre-bouteille, moulin à poivre et sel, épluche-légumes et râpe.

Par ailleurs, l'aménagement de ma salle d'eau a été financé par mon bailleur avec enlèvement d'une douche sabot des années soixante-dix pour une douche à bac plat de quatre-vingt-dix cm ainsi que la pose de robinet à bec long aux différents points d'eau dans la cuisine et la salle d'eau.

Invalidité

Au niveau de la CPAM, trois catégories d'invalidité au travail existent suite à un arrêt en longue maladie.

8 - Aides diverses

Aide humaine

Les mutuelles accordent un aide humaine à domicile (ménage, course, garde d'enfant) pour une période courte voire à l'année. A ma demande, ma mutuelle m'a accordé une aide ménagère exceptionnelle pendant plusieurs années. J'ai pu compter sur un soutien régulier qui m'économisait mon énergie et surtout permettait une hygiène de mon intérieur et accessoirement une aide à la cuisine.

Parallèlement, j'ai commandé mes courses par internet dans un supermarché près de mon habitation, avec livraison à domicile, dans ma cuisine. C'était les prémices de la livraison à domicile, bien avant les « drive » créés par de grandes enseignes commerciales pour la commande par internet et la livraison des courses dans le coffre même de sa voiture, au magasin. Quel soulagement !

La sécurité sociale participe à cette prestation à la sortie d'hôpital.

L'assistante sociale du personnel aide les salariés à monter des dossiers et à proposer toute demande d'aide.

Le service de la douleur des hôpitaux cible des intervenants spécialisés dans son soulagement (acupuncture, massages…) et offre l'opportunité de traitement dans un même lieu.

Les moments de solitude sont grands. Je pourrais les comparer à la sortie de la maternité où la mère est épuisée d'une maternité et d'un accouchement récent et qui a besoin de soutien, d'aide ménagère et culinaire et de garde temporaire, quelqu'un de fiable sur qui s'appuyer. Un coup de fil, une visite d'amitié, une soirée pizza, un panier de fruits, un plat chaud, une sortie ciné organisée, un après-midi hammam, une baby-sitter, une virée à la mer pour prendre un bol d'air, etc.

Tout mais pas de pitié ! Ce sentiment qui accentue le mal-être et la prise en compte de notre entourage de la gravité et du danger. Le rôle de l'entourage est par conséquent essentiel afin de sortir de l'isolement.

Aide matérielle et financière

L'aménagement de poste peut-être facilité par son employeur au travers du fonds pour l'insertion des personnes handicapées dans la fonction publique et dans le secteur privé.

L'aménagement de l'habitation par le biais de la prestation de compensation du handicap (PCH) au sein de la Maison départementale des personnes handicapées (MDPH) après avoir déposé un dossier reconnaissance de travailleur handicapé.

L'AGEFIPH ouvre l'emploi aux personnes handicapées dans la construction d'un projet professionnel, formation, adaptation à l'emploi...

L'employeur, dans son volet social, apporte une aide financière à leurs employés pour une aide humaine, et une aide matérielle.

La sécurité sociale peut accorder une aide financière sur les soins coûteux, tout comme la mutuelle.

La cure thermale est un atout pour obtenir plus de confort. En Ald (affection longue durée), la cure est remboursée. Rares sont les personnes qui ne sont pas soulagées même partiellement.

La sur-complémentaire offre des prestations de remboursement à ne pas négliger. Leur souscription est annuelle et peut être utilisée une ou plusieurs années si besoin.

La demande d'affection longue durée est faite par le médecin pour le parcours de santé et les médicaments liés à l'affection dont la prise en charge par la CPAM permet le remboursement à cent pour cent.

Une association d'aide aux fibromyalgiques a été créée. La toile est riche d'informations utiles pour les personnes intéressées.

Troisième partie

L'envol du phénix

Je sentais bien que j'avais encore quelque chose à apprendre sur ma maladie. Je ne me résignais pas à l'accepter. Ma volonté d'aller de l'avant et de l'affronter, pour l'amenuiser et la réduire à néant était plus forte que tout. Non ! Je ne suis pas malade. Elle ne me résistera pas.

1.

En route vers une vie meilleure

En septembre 2013, mon énergie de conquérir ma maladie est toujours d'actualité. Je me tourne vers une orthophoniste afin d'améliorer mon ouverture buccale et la souplesse de ma peau sur mon visage. Au téléphone, pour une prise de rendez-vous, l'orthophoniste m'indique que je n'ai pas besoin d'elle car mon élocution est audible. Elle me propose de me tourner vers un stomatologue qui traite la bouche et les détections neurologiques.

Par chance, elle me conseille un stomatologue à huit kilomètres de mon lieu d'habitation. Il a une longue formation initiale. Sa mission est la science médicale de la cavité buccale.

Ma première prise de contact téléphonique avec son assistante dentaire m'a interloquée car la consultation était liée à une radio panoramique buccale afin que le docteur puisse voir avec exactitude l'origine de mes maux. J'étais persuadée que je n'avais rien aux dents. J'allais chez le dentiste depuis toute jeune et je me faisais soigner mes dents régulièrement. Je me résignais tout de même à faire le nécessaire car ma curiosité et ma volonté d'avancer me poussaient dans l'action.

Je me retrouve donc à l'occasion de mon premier rendez-vous en octobre 2013, en fin d'après-midi, je m'avance dans un quartier calme. L'assistante, une jeune femme blonde d'une quarantaine d'année aux cheveux longs vêtue d'un pantalon blanc rehaussé d'une blouse blanche et chaussée de sabots m'introduit dans la salle d'attente blanche dans laquelle je suis la seule patiente. Elle a le regard vif et impose par sa seule prestance un savoir-faire. Agréable et à l'écoute, elle m'explique le bien-fondé de la radio panoramique. Je m'attends à quelques surprises mais certainement pas à celles imaginées.

Puis seule, j'observe intriguée les tableaux accrochés au mur. Je suis attirée tout d'abord par un grand tableau horizontal « Résonances dentaires » du Dr Albert Roths sur lequel figure une photo panoramique de la mâchoire avec la correspondance des dents numérotées avec le corps et leur répercussion sur la santé. Intriguée par ce tableau qui trône en fond de salle d'attente, je lis et essaie de déchiffrer la signification en rapport avec ma dentition. Difficile analyse qui me laisse à la fois perplexe et curieuse de compréhension car chaque dent peut être à la fois responsable de symptômes corporels et peut donner aussi une indication sur une problématique psychologique du patient. Par exemple, la dent n° 35 correspond à l'algodystrophie de l'épaule et à la force musculaire.

Un autre tableau intitulé Fibromyalgique « à la recherche de ses axes » explique le dysfonctionnement des axes du corps humain sur un fibromyalgique en parallèle avec la posture normale. Une liste imposante de ce qu'ils ressentent, ce dont ils se plaignent, ce qui les déprime et ce qui les gêne m'occasionne des frissons dans le dos.

Attentive à ces indications, je ne peux faire un lien réel puisque pour moi, d'une part, mes dents sont saines car les visites chez le dentiste s'enchaînent depuis mes six ans et d'autre part, mon corps est droit et suffisamment raide pour ne pas pencher comme sur l'image murale.

Au fil des années, les caries s'accumulaient, les gros amalgames et les couronnes fleurissaient dans ma bouche pourtant entretenue régulièrement par mon dentiste qui, à chacune de mes visites, trouvait un endroit pour faire tourner sa roulette. J'étais par conséquent confiante sur le diagnostic du stomatologue qui ne pouvait me reprocher une quelconque anomalie dentaire sur mes dents. Ma bouche était saine. Aucune dent ne faisait défaut (sauf deux dents de sagesse arrachées les années antérieures).

Pourtant, je suis à mille lieux d'imaginer ce qui va se produire et révolutionner ma vie.

Le docteur est stomatologue et ostéopathe dentaire, depuis une trentaine d'années. Curieux et en quête d'explications concrètes et de formations en vue de faire évoluer son travail, il s'est intéressé à la fibromyalgie depuis plusieurs décennies.

Il m'accueille dans une grande salle de travail blanche agrémentée de grand ficus près du fauteuil du patient et de son grand bureau en bois face à la porte d'entrée. Il est grand et mince, aux cheveux grisonnants, d'une cinquantaine d'années. Il me donne une bonne impression dans sa blouse blanche de chirurgien. Il me questionne sur la raison de ma venue et consulte mon scanner minutieusement. Dans un premier temps, il soupçonne un problème dans mes gencives au niveau des incisives inférieures à la vue d'un petit kyste. Puis il me demande de me déchausser et d'emprunter le long tapis rouge rectangulaire au sol sur deux allers-retours afin de voir ma démarche. Il m'informe que ma démarche est incertaine et que mon bassin n'est pas droit. Il me propose alors de m'accroupir. Devant mon impossibilité due à mes raideurs musculaires dans tous les muscles des cuisses et mollets, des bras et du dos, il me fait pencher en avant, jambes et bras tendus. A l'aide d'un mètre, il mesure mon majeur tendu qui se situe à vingt-sept centimètres du sol. Enfin, il me demande de me baisser en arrière. Je m'exécute en fléchissant légèrement les jambes. Non seulement, je ne peux me baisser, mais en plus je ne peux me rattraper si je tombe car mes mains m'empêchent de me réceptionner à plat car elles sont presque figées avec des doigts raides et gonflés, rougis aux articulations dont l'impossibilité de les ouvrir totalement et de les fermer m'obsède tous les jours.

J'observe son visage et celui de sa collaboratrice dont la stupeur se laisse lire aisément. Je connais mes difficultés mais le fait de les montrer me met rapidement mal à l'aise, reconnaissant mes faiblesses et mes incapacités, à mon âge. Je lui explique être emprisonnée dans mon corps raidi depuis huit longues années et avoir eu l'impression d'avoir vieilli de cinquante ans en quelques heures ! Ankylosée, mon corps me semble raide comme un robot !

Le docteur me propose de m'installer sur le fauteuil, observe et analyse ma bouche, tâte manuellement l'arrière de mon cou au niveau de la racine du crâne. Puis, il fait un test afin de mesurer le courant galvanique dans ma bouche. Il me met « à la masse » en touchant un amalgame avec un ustensile. Sans fermer la bouche ni avaler, je refais les exercices précédents sur le tapis. Ma marche devient plus lourde, plus ancrée dans le sol, ma bascule avant gagne vingt centimètres et avec son aide, j'arrive à m'accroupir aux deux tiers. C'est incroyable ! Qu'a-t-il fait ? Cela est digne d'un magicien ! Mon corps ne répond plus de la même façon. Il gagne en souplesse. Je revis ! C'est le jour et la nuit en quelques secondes. J'ai l'impression d'avoir eu un lifting et de me sentir légère comme une plume. Le docteur m'informe que les effets sont temporaires tout au plus de quelques heures car le courant en bouche mélangé à la salive induiront un effet de raideur avéré. En effet, la raideur s'est réinstallée dans la soirée, bloquant mon cou et mes épaules en avant, dans un étau insupportable.

Mais je sors grandie de cette expérience car j'ai enfin l'espoir d'un avenir meilleur. Optimiste et pleine d'enthousiasme, je commence à rêver de mobilité.

Le docteur se lance alors dans des explications simples et concrètes. Ma bouche est parcourue de courant électrique entre les différentes dents induit par les nombreux amalgames dans ma bouche en précisant : « On dirait « Tchernobyl » ! »

Il s'agit de l'électro galvanisme buccal. Les différents métaux sur les dents soignées dans le plombage ou amalgame (composés de mercure, argent, palladium, nickel, chrome, béryllium, cobalt, gallium, molybdène, iridium, indium et titane) alliés à une salive conductrice et à une présence de micro-organismes (streptocoques mutants et candida albicans) favorisent l'électro galvanisme.

Ma bouche est donc remplie de mercure ! Rien d'étonnant que ma santé se soit détériorée. Mon corps n'en peut plus de supporter ces doses importantes de corps étrangers néfastes. Le fait est que la vrille squelettique est flagrante, le poids de mon corps en avant avec des appuis plantaires et dentaires ainsi modifiés. Il est nécessaire et important de procéder à son enlèvement dès que possible, de manière lente et précise, selon un protocole concrétisé par un devis validé par les deux parties :

- deux à trois séances d'ostéopathie dentaire non remboursées par la sécurité sociale afin de favoriser l'occlusion. Il s'agit de corriger si besoin la fermeture de la bouche par l'emboitement de la mâchoire sans difficulté.

- Puis, l'analyse des dents les plus atteintes de courant galvanique afin de les soigner.

Les soins seront longs et coûteux d'autant que ma bouche comporte une dizaine de couronnes et d'amalgames anciens. Après les soins, mon corps restera encore chargé de mercure qui s'éliminera au fur et à mesure des mois voire une année. Il est indispensable de boire journellement deux à trois litres d'eau en plus des boissons annexe (thé, café...).

Je lui demande des explications sur le tableau de coïncidence des dents avec des problèmes physiques affiché dans sa salle d'attente. Le médecin m'informe que les dents sont en étroite relation avec la physiologie du corps. Elles sont en lien direct avec un organe ou des vertèbres ; les muscles des mâchoires et ceux du bassin sont en connexion. De ce fait, les tensions musculaires non équilibrées latéralement provoquent des douleurs aux chevilles, aux genoux, et aux hanches. Il précise la nécessité d'avoir une vision globale du corps et non d'une seule dent à soigner.

Par ailleurs, l'amalgame (ou plombage) est l'obturation la plus connue et la plus utilisée constituée d'un alliage de différents métaux dont près de cinquante pour cent de mercure, trente pour cent d'argent, trente pour cent de cuivre et d'étain, ainsi que du zinc, du béryllium, du zinc, de l'argent ou du palladium...) en vue d'améliorer les qualités de l'obturation. Ses avantages sont multiples allant de la facilité de manipulation, la rapidité de pose, à la grande résistance mécanique et la bonne étanchéité sur le long terme ainsi qu'un coût faible avec remboursement par la sécurité sociale en France.

Mais au bout de quelques années, les effets négatifs sur la santé provoquent la libération d'environ cinquante pour cent du mercure dans la bouche ou dans les organes du corps (cerveau, rein, foie, système gastro-intestinal). Ce dysfonctionnement est accentué par l'électro-galvanisme qui met en présence deux métaux différents en bouche avec un liquide (amalgame et couronne ou prothèse et salive). Des infections bactériennes et virales ou encore le dérèglement du système immunitaire avec l'apparition de maladies auto-immunes attaquent tout corps sain. Seule la dépose des amalgames selon un protocole adéquat non préjudiciable au patient est indispensable pour ne pas accentuer les effets néfastes sur le corps humain. Peu de praticiens se lancent dans l'aventure. J'ai été fidèle à mon dentiste pendant trente cinq ans, jusqu'à son départ en retraite. Il n'a jamais osé tenter l'expérience, prétextant les méfaits de l'intervention au profit de leur maintien en bouche vu leur ancienneté.

La consultation terminée, je prends conscience avec scepticisme que ma rencontre est cruciale et qu'elle est le point de départ vers une nouvelle vie tout en mêlant de nombreuses interrogations à la confiance que j'ai envie de donner à cet inconnu. Mais l'expérience me tente vu le résultat probant de cette toute première consultation.

De retour à mon domicile, j'ai réfléchi au discours soutenu par le docteur. Je m'interrogeais à la fois sur la véracité de ses dires et sur ses compétences. Si tout était vrai, la pratique serait courante et reconnue du gouvernement. J'ai consulté son site très explicite qui me paraît faire clairement ressortir ses compétences. Il donne des conférences, des formations et a même écrit un livre sur le sujet.

J'ai beaucoup hésité à m'investir dans ce processus. L'enjeu est important : recouvrer ma santé. Je mets dans la balance le nombre d'années où les frustrations, les crispations, les tensions musculaires et les nombreuses impossibilités quotidiennes m'exaspèrent ainsi que la perte réelle de près de dix années de ma vie dans ce carcan et surtout la sensation d'être vieille du double de mon âge ! Le budget à investir est incertain mais conséquent puisque les améliorations se constateront au fur et à mesure et la durée semble s'étaler sur l'année, voire davantage. Et dire que je pensais n'avoir rien à soigner dans ma bouche ! Quelle révélation !

2.

La renaissance

Mon prochain rendez-vous en novembre 2013 est destiné à solutionner les importants problèmes de déséquilibre occlusal de type ostéopathique. A l'aide de la roulette, il s'agit d'aider mes mâchoires à se fermer sans gêne, et à libérer ses mouvements latéraux et d'avant en arrière et de rééquilibrer les appuis de ma mâchoire. Les premiers constats sont alarmants. A la fermeture de ma bouche, je n'ai aucun mouvement possible en avant, en arrière, ni sur les côtés. Mes mâchoires sont emprisonnées l'une contre l'autre sans possibilité de mouvement. Je me souviens avoir alerté mon dentiste dans les années 1990 sur cette sensation juste après avoir réalisé un gros amalgame. Sa réponse a été comme un couperet, refusant mon constat, avec sans doute le sentiment de mettre à défaut ses compétences.

Quelques coups de roulette plus tard à la suite d'empreintes ciblées, ma mâchoire se dénoue instantanément. J'ai alors la sensation agréable d'être libérée. Au même instant, un flot surgit dans mes mollets, comme un torrent vif qui circule dans mes jambes et mes pieds. Je reprends possession de mon corps.

Il suffit d'imaginer le bonheur, le bien-être, l'espoir retrouvé et le confort sur la seule utilisation de la roulette ! Je me sens d'une légèreté qui me manquait depuis si longtemps. Deux séances de trente minutes chacune ont suffi pour venir à bout de ces désagréments.

Le mois suivant, en décembre, vient le rendez-vous chez le stomatologue qui a transformé ma vie d'une manière phénoménale, inattendue et magique car le premier rendez-vous a donné le ton vers le renouveau, ma résurrection et l'espoir vers une vie meilleure.

1 - Mesures du courant galvanique

Le docteur a mesuré le taux de courant galvanique dans chacune de mes dents. **La mesure acceptable est de moins de 100 millivolts (mV)** et moins de **10 micro-ampères** (mA) par dent. Mais ma bouche présentait ce jour-là des données chiffrées incroyables.

Les dents sont numérotées ainsi, de droite à gauche sur le maxillaire: dent de sagesse 18 - molaires (17 - 16) - prémolaires (15 - 14) - canine 13 - incisives (12 - 11 - 21 - 22) – canine 23 - prémolaires (24 - 25) – molaires (26 - 27) - dent de sagesse 28 et sur le mandibule : dent de sagesse 48 - molaires (47 - 46) -

prémolaires (45 - 44) – canine 43 – incisives (42 - 41 - 31 - 32) - canine 33 - prémolaires (34 - 35) – molaires (36 - 37) - dent de sagesse 38.

Maxillaire : prémolaires : n° 15 : 81 mV - **n° 24 : 143 mV - n° 25 : 142 mV** et molaires : n° 16 : 89 mV et n° 17 : 76 mV - n° 26 : 107 mV

Mandibule : prémolaires : **<u>n° 35 : 196 mV</u> - <u>n° 45 : 200 mV</u>** - molaires : **n° 36 : 131 mV** - n° 37 : 125 - <u>**n° 46 : 215 mV**</u> - n° 47 : 89 mV - **dent de sagesse n° 38 : 152 mV**

<u>2 - Origines probables de la fibromyalgie</u>

J'avais fait des recherches sérieuses sur l'évolution des symptômes, l'inflammation musculaire et les liens avec les soins dentaires et mon parcours médical au travers d'un tableau détaillé.

Je regarde comme une évidence le cheminement passé jusqu'à la fibromyalgie : la prise de tétracycline à l'âge de trois ans, ma grossesse, mes deux couronnes posées à six et neuf mois après la naissance de ma fille, les gros problèmes intestinaux juste après le repas qui ont suivi, puis mon inflammation musculaire seulement cinq mois après la pose de la dernière couronne et trois mois après la vaccination de la DT polio.

Il s'avère qu'après la naissance de ma fille en octobre 2004, j'ai consulté un dentiste de toute urgence (le mien ne pouvait me recevoir) sept mois après pour des maux de dent en mai 2005 qui m'a mis une couronne en céramique sur la molaire n° 46 après une heure de travail. J'ai le souvenir qu'il avait du mal à travailler, surtout sur les canaux de ma racine tout en s'énervant. Puis, deux mois après, en juillet, une autre visite chez un autre dentiste de remplacement s'est terminée par une autre couronne en céramique sur la prémolaire n° 35. En septembre de la même année, je me fais vacciner par mon généraliste de la DTP. Quatre mois plus tard, je souffre d'inflammation musculaire généralisée. Les coïncidences sont frappantes à quelques mois d'intervalle, quoiqu'à priori, sans lien de cause à effet jusqu'à ma consultation de ce fameux mois de décembre.

3 - Dépose des amalgames

Le stomatologue décide de débuter l'enlèvement de la couronne sur la molaire n° 46 -posée initialement depuis huit ans et demi, en mai 2005 puis remplacée par une mutuelle dentaire en 2008 (seulement trois ans après)- dont l'intensité est très élevée en millivolts. Après avoir utilisé la roulette pour la découper, il l'extrait de ma bouche et la pose sur mon torse. Mon cou comporte des raideurs dont les deux points de pression liés à la fibromyalgie restent durs et douloureux. Mes bras sont raides lorsque le docteur essaie de me les positionner l'un après l'autre derrière ma tête. Des douleurs musculaires me tiraillent et m'empêchent de les lever derrière ma tête. Puis, il la dépose avec sa pince sur la tablette de travail, à cinquante centimètres de mon corps. Il pratique de nouveaux tests sur mon cou qui s'assouplit instantanément. Mes bras passent derrière ma tête sans difficulté. Au même instant, je ressens alors dans mes jambes un phénomène étrange. La circulation se fait naturellement, tel un torrent qui coule dans mes mollets et jusqu'à mes pieds pendant toute la durée de l'intervention. J'ai l'impression d'une légèreté. Il me demande alors de me lever et de marcher le long de son tapis rouge pour voir le phénomène. Après un moment de perte de repère physique, mon corps se ressaisit et ma marche devient plus sûre, les pieds bien ancrés dans le sol. Le docteur me demande de me baisser en avant jambes tendues. Je m'exécute. Alors que mes majeurs tendus étaient à vingt-sept centimètres du sol depuis huit ans, ils se retrouvent sans aucune difficulté à sept centimètres du sol. Je n'en reviens pas ! Les muscles de mon dos, de mes cuisses, de mes mollets, de mon cou et de mes bras m'autorisent enfin à me baisser en avant. Je constate alors que mon problème physique vient donc bien de mes dents. Aucune autre explication n'est possible. Je regagne le fauteuil médical et le docteur repose la couronne sur mon torse. Mon cou et mes bras se raidissent et mes mains se contractent. Il effectue la prise d'empreinte et pose une dent provisoire et me donne rendez-vous pour une autre séance. Je suis comblée de bonheur. Je ne suis donc pas malade ! Ma santé va donc s'améliorer de jour en jour comme il me l'a indiqué.

Huit longues années de vie monacale, de privations, d'empêchements physiques, de baisse de moral, d'inquiétude… Huit années qui m'ont empêché de vivre normalement avec mon enfant en bas âge et de profiter pleinement, avec l'impossibilité de le porter dans mes bras, de le soulever, de courir avec ou de me baisser, de faire des marches prolongées sans tensions musculaires sur les mollets, les épaules et le cou, de jouer aux cartes ou tout jeu de manipulation, de mettre des bijoux, etc. Huit années de débrouillardise pour conduire ou me laver, pour faire la cuisine et les actes ménagers, pour faire mon lit et effectuer le travail ménager et tant d'autres difficultés. La larme à l'œil, je me mets à rêver d'un monde meilleur. J'ose espérer à l'amélioration de ma vie, de mon quotidien et à mon avenir qui s'annonce radieux. Ce jour-là sonne le renouveau, ma revanche sur la vie même si je dois encore patienter une année ou dix-huit mois voire plus encore afin que j'élimine le mal qui ronge mon corps sans crier gare, qui s'est propagé insensiblement dans mes organes pour me réduire à la vie carcérale, emprisonnée dans mon corps meurtri. Je revis !

Le docteur m'a posé la couronne quinze jours après car ce laps de temps est indispensable afin que le corps s'habitue petit-à-petit et éviter ainsi les désagréments physiques causés par la précipitation des soins. Or, quatre jours ont suffi pour qu'elle se casse dans ma bouche à la pression de la nourriture. Il s'avère que j'ai une allergie importante à la zircone et que je ne peux avoir que des couronnes spéciales *« lava ultimate » et non « inlay core »*. Le test a été réalisé par le docteur dans son cabinet lors de ma consultation et mon corps a réagi instantanément dans la crispation accentuée (cou, bras et mains) avec la couronne incriminée. En possession de ma nouvelle couronne, l'ouverture de ma bouche se fait plus grande. Mes collègues de travail m'ont fait remarquer à cette période une nette amélioration de mon visage reposé et détendu avec effet bonne mine. Nombre d'entre-elles m'ont demandé mon secret de beauté ! Ma peau était revitalisée, nourrie, colorée, rosée et apaisée, détendue avec moins de rides buccales. J'ai par ailleurs, vu la circulation améliorée dans mon corps, éliminé les sous-vêtements chauds polaires depuis cette période et les couches superposées de vêtements dans le haut du corps (sous-pull, écharpe ou foulard, bonnet). Mon statut de femme extrêmement frileuse s'est vu transformé.

En mars 2014, de nouvelles mesures relatives au courant galvanique sont prises sur lesquelles le courant a baissé sensiblement dans l'ensemble après l'enlèvement des deux plus importantes dosées trois mois auparavant :

Maxillaire : prémolaires : n° 15 : 78 mV - **n° 24 : 103 mV - n° 25 : 63 mV** et molaires : n° 16 : 85 mV et n° 17 : 66 mV - **n° 26 : 93 mV**

Mandibule : molaires : **n° 36 : 100 mV - n° 37 : 101** - n° 47 : 89 mV

La constatation de la diminution du dosage en mV est saisissante sur les dents restantes. Elles sont liées entre-elles par le courant galvanique. La dépose des plus dosées influence inévitablement à la baisse les chiffres.

La molaire n° 37 est remplie d'amalgame dentaire. La dépose du mercure sous digue dentaire est indispensable. Il s'agit d'un carré de latex très mince et souple totalement imperméable visant à la protection toute intrusion du mercure par voie buccale dans les organes vitaux.

Fin avril, arrive ensuite l'arrachage de ma dent de sagesse n° 38 qui n'a pas de pendant sur la mâchoire opposée ce qui peut occasionner des troubles corporels. Elle a été soignée à maintes reprises et comporte un gros amalgame en son centre et un petit sur une des arêtes. L'arrachage a été long et la cicatrisation m'a donné des douleurs pendant une quinzaine de jours.

Je peux affirmer qu'au printemps 2014, de nettes améliorations physiques me font retrouver mon énergie et mon dynamisme. J'ai vu également une forte atténuation des nodules sur mes articulations. Mes bras sont plus mobiles et peuvent désormais fonctionner en arrière ou en l'air plus aisément. Je retrouve des sensations agréables de mouvements. Suite au relâchement des tensions et gonflements, mes avant-bras retrouvent de la souplesse. La sensation de bout de bois a disparu.

Avec la dépose de la couronne n° 35 en juin 2014 (posée initialement en juin 2005 dont l'intensité est très élevée en millivolts), encore une révolution dans mon corps se fait sentir. J'ai pu constater des phénomènes importants d'amélioration tels que l'ouverture buccale plus grande à quatre centimètres et demi au lieu de deux centimètres dix millimètres (avec gain de deux centimètres quatre millimètres), une forte atténuation des nodules sur mes articulations (coudes, genoux) et disparition au niveau des chevilles, mes bas-joues regonflées, une souplesse et une coloration de ma peau avec atténuation de la sécheresse au niveau des mains et processus de dégonflement engagé des tendons des doigts, une meilleure mobilité dans l'étirement possible des pieds et orteils et des nuits correctes de huit heures de sommeil. J'ai une sensation de vivre dans la souplesse même si je suis encore raide. Je fais le lien évident de la résonance dentaire sur le corps : la force musculaire revient peu à peu grâce à cette dent (tableau du Dr Roths) comme si une décongestion était en route.

Puis, la dépose des amalgames continue durant l'été, la couronne n° 45 et le gros amalgame sur la dent n° 47 améliorent peu à peu l'ensemble de mes troubles.

En juillet, avec la dent n° 45 (également fortement dosée en millivolts) : dépose de la couronne et reconstitution du tenon titane tee core, mes bas-joues gagnent encore en volume. Le modelé du visage reprend une forme convenable.

Depuis l'été 2014, je retrouve la possibilité d'applaudir. J'entends le bruit de la frappe de mes mains l'une contre l'autre avec force, et à plat. Je peux par ailleurs, grâce au dégonflement des tendons des phalanges près de la paume des mains, croiser mes doigts. Huit longues années durant lesquelles il m'était impossible de croiser mes doigts ! Cela paraît insensé mais pourtant ce geste ne faisait plus partie de mon quotidien. Le seul fait d'y songer me fait froid dans le dos !

En septembre et octobre 2014, les couronnes sur les prémolaires 24 et la 25 sont déposées puis remplacées.

A l'aube de l'année 2015, se succèdent les interventions avec enlèvements des gros amalgames des molaires 15 et 16 puis au printemps des 26 et 27. La couleur grisâtre s'est atténuée sur mes dents (canines) qui sont devenues plus blanches.

La plus douloureuse a été la 27 car elle se trouve au fond de la bouche. Mes lèvres ne supportaient plus l'ouverture prolongée et les muscles me brûlaient au coin des lèvres. Le docteur avait énormément de mal à travailler car il progressait presque à l'aveugle. J'étais allongée à l'horizontale sur son fauteuil et lui positionné de travers pour arriver à finaliser son travail qui a duré une heure durant.

Je suis reconnaissante du professionnalisme du stomatologue, compétent et passionné par son travail qui cherche à soulager le patient malgré de grandes difficultés selon ses patients. Je me dois de lui rendre hommage et le remercier bien chaleureusement à sa juste valeur. Il œuvre depuis une trentaine d'années pour que ses patients connaissent le bénéfice de ses diagnostics et de ses compétences dans le cadre son travail. J'ai fait une rencontre capitale dans ma vie et je souhaite transmettre mon expérience enrichissante qui peut procurer un tel bien-être qu'il serait égoïste de ne pas diffuser l'information à tous.

Puis, une couronne acier (molaire n° 36) demeure toujours en bouche. Or, trois séances de réglages ont été nécessaires en cinq mois. Le docteur a pris la décision de la remplacer à l'occasion car il lui semblait qu'elle n'était pas anodine. A vrai dire, je me sentais comme embrumée, comme dans les « vaps », vidée, sans vivacité, contrainte d'avancer sans en voir le bout, surmenée par le moindre travail, à bout avant de commencer, sans énergie et sans pouvoir. Au fur et à mesure des semaines, je sentais une gêne qui s'amplifiait en bouche. A chaque mastication, les aliments se trouvaient prisonniers et accrochés entre deux dents. Le côté opposé avait les mêmes symptômes. Il devenait difficile de manger aisément. Je devais prendre un cure-dent pour sortir les aliments de leurs logements.

En décembre, la surprise a été grande lors de son enlèvement. Du mercure recouvrait ma dent dévitalisée ! La procédure spécifique a été adoptée sous digue. Après les soins, une dent provisoire a été posée.

Je suis sortie de son cabinet avec une vitalité, une énergie et une envie de faire un cent mètres ! Je m'étonne toujours des symptômes bénéfiques après mon passage chez le stomatologue. Quel bonheur de se sentir légère ! Quel sentiment de liberté !

Je suis toujours étonnée des bienfaits instantanés reçus à chaque soin. Je redécouvre à chaque séance la surprise de ressentir des sensations importantes à l'intérieur de mon corps et surtout ce flot dans les jambes. J'arrive à savoir à quel endroit la gêne est dans la bouche pour un petit réglage. Je sens les courbatures évoluer. Je suis tellement à l'écoute que j'ai développé cette compétence. Je suis en effet une des rares personnes qui soit hypersensible.

Quel plaisir de me mouvoir plus aisément ! Quelle joie de progresser et de gagner toujours plus en souplesse ! Je suis sortie de la séance pleine d'énergie. Je me suis remise à l'écriture de mon livre le soir même poussée par une force surnaturelle, une envie d'avancer et de finaliser mon but fixé et de concrétiser la fin de mon parcours sur la toile.

3.

Toutes ailes déployées

Treize dents dépourvues de mercure et d'alliage nocifs pour mon corps humain ont redonné un coup d'éclat à l'émail dentaire.

Je n'ai plus en bouche de mercure désormais. Pourtant, mon corps subit encore les méfaits de cette intoxication, de cet empoisonnement dans mes organes.

De jour en jour, je gagne aussi en souplesse, ma peau rosée souffre de moins en moins de sécheresse, je retrouve des sensations oubliées depuis près d'une décennie : essorer une éponge, me baisser, m'accroupir, applaudir, croiser les doigts… et même faire quelques positions de yoga. Ma force musculaire revient peu à peu même si je suis encore à cinquante pour cent des capacités musculaires d'une femme de mon âge. Je fais un rapide point sur la régression de la fibromyalgie et je constate avec stupéfaction que je n'ai plus de colite, de ballonnement, de rhinite. Seuls quelques petits nodules isolés sont apparents sur le coude gauche et le genou droit. Résistent encore des contractures aux mains et aux jambes et la petite toux matinale de temps en temps.

Le stomatologue m'a apporté une véritable délivrance corporelle. J'ai gagné soixante-dix pour cent de bénéfice physique. Il m'a redonné le goût de vivre, de bouger, l'envie de voyager, de vivre à plein temps, de partager des sorties avec ma fille, de m'aérer, de faire des projets et de les réaliser, de donner de la couleur à ma vie.

De la cinquantaine de symptômes de la fibromyalgie dont je souffrais depuis huit longues années, je suis désormais à seulement une petite dizaine en deux ans de soins dentaires. Je ne peux que constater la dangerosité du mercure pour l'être humain dans des proportions importantes et préjudiciables. J'ai déjà gagné au moins vingt ans. Je compte bien continuer à inverser le processus dans les mois à venir. Le temps va encore aider à mon amélioration vers une souplesse toujours plus importante grâce à l'évacuation progressive du mercure au sein de mes organes dans tout mon corps.

Mon récit de vie se résume dans ce simple dicton : « Faire contre toute mauvaise fortune, bon cœur » car face à un destin défavorable, accepter ce qu'on ne peut refuser, avec courage quoi qu'il en coûte et chercher à en tirer le meilleur profit.

Quatrième partie :

La fibromyalgie

et les dépenses de santé

1.

Diagnostic de la fibromyalgie

ou maladie de la fatigue chronique

Le collège américain de rhumatologie a répertorié en 1990 dix-huit points de pression sur le corps (sur la base du crâne et du cou, les articulations entre la deuxième côte et le sternum, les bords du muscle trapèze, les bords internes des omoplates, les parties supérieures des fesses, les coudes, hanches et l'intérieur des genoux. Le diagnostic de fibromyalgie peut être posé à quatre-vingt-huit pour cent si onze d'entre eux sont douloureux et tendus.

Pourtant longtemps considérée comme une maladie psychiatrique, la fibromyalgie est reconnue depuis 1992 par l'Organisation mondiale de la Santé (OMS) comme une maladie rhumatismale. La fibromyalgie (fibro : ligaments, tendons – myo : muscles – algie : douleur) est une maladie qui évolue et se répercute dans le corps humain en un nombre important de symptômes (près d'une centaine) dont les principaux sont la baisse des performances physiques (la fatigabilité musculaire, les acouphènes, les allergies, perturbation du transit intestinal, troubles visuels, ORL, du sommeil et de l'humeur, les raideurs matinales, la fatigue générale chronique...), la baisse des performances intellectuelles et la sensibilité à la chaleur et aux changements de température. S'ajoutent des douleurs et bon nombre de contractures qui déséquilibrent l'axe du corps et accentuent ce phénomène. Pour certaines personnes, les douleurs bougent sur le corps, quand pour d'autres la migraine, la fatigue chronique ou les contractions musculaires s'installent.

Les zones les plus douloureuses sont proches de la colonne vertébrale, généralement le haut du corps (la nuque, les épaules, la zone comprise entre les deux épaules, les omoplates) et la ceinture du bassin (bas du dos, les hanches). Des millions de personnes en souffrent dans le monde et ne savent pas vers qui se tourner pour diminuer et surtout stopper ce déchaînement de déséquilibres physiques. Malheureusement, aucun capteur biologique ne détermine l'origine de ces maux.

La fibromyalgie comprend trois stades : la vie quotidienne est affectée partiellement, la pathologie s'installe de façon chronique avec des douleurs intenses nocturnes et diurnes et perturbent les relations socio-professionnelles, et le malade s'isole. Son déclenchement est généralement lié à des périodes intenses de vécus psychologiques douloureux ou encore à des intolérances alimentaires ou aux métaux lourds.

En France, trois à cinq pour cent de la population sont touchés, dont les trois quart sont des femmes et généralement aux alentours de la quarantaine.

La souffrance est telle qu'une aide psychique et neurologique est parfois nécessaire : unique solution pour dédramatiser la santé qui se dégrade sans explication concrète. Les médecins s'engouffrent généralement dans cette voie médicale et médicamenteuse (antalgiques, antidépresseurs) lorsque le patient est fatigué voire usé de ce mal être. La personne souffrant de fibromyalgie (diagnostiquée ou non) vit son mal être isolée, incomprise et sans soutien.

Il suffit pourtant de visualiser le corps humain ainsi meurtri et de faire les premières constatations en analysant la marche du patient : une épaule est plus basse que l'autre et les hanches partent d'un même côté. Le corps n'est plus dans son axe et les appuis plantaires postérieurs sont inexistants. Ainsi, tout le poids du corps est basculé vers l'avant du squelette. Le dos, les épaules, le cou et les membres supérieurs et inférieurs sont ainsi sollicités de manière inadéquate et perdent leurs repères, augmentant déséquilibres et tensions.

Afin d'identifier cette maladie, il est important de se poser les bonnes questions sur sa capacité à :

a) d'un point de vue hygiène de la maison : faire la cuisine, la vaisselle à la main, les courses, les lits, la lessive en machine, passer l'aspirateur ;

b) d'un point de vue social : aller voir des amis ou de la famille, conduire une voiture, monter les escaliers, faire du jardinage, marcher plusieurs centaines de mètres ;

c) d'un point de vue physique : avoir des douleurs, être fatigué, raide, inquiet, déprimé.

Le diagnostic de la fibromyalgie est simple car les réponses sont généralement positives. La fibromyalgie ou maladie de la fatigue chronique est la maladie du siècle car elle anesthésie toute activité du corps humain. Elle rend chaque action physique difficile voire impossible dans un état de fatigue latent. Elle se développe pour toucher de plus en plus d'innocentes victimes. De nombreux questionnaires d'évaluation ont été mis en place ainsi que des échelles d'évaluation des symptômes et de la douleur. Une liste répertorie cent symptômes de la fibromyalgie. La douleur peut se concrétiser sous la forme de courbatures, de coups de poignard, de sensations de brûlures ou de piqûres, de décharges électriques, de fourmillements et l'impression d'engourdissements musculaires.

2.

Charges financières

Les personnes souffrant de fibromyalgie coûtent cher à la société.

1 - Charges financières pour la société

Les frais engagés chez des généralistes, spécialistes et autres médecines parallèles, arrêts de travail, traitement et examens médicaux… représentent des milliards d'euros au titre de la population française. A l'échelle d'une année, les publications internationales estiment à sept mille euros par personne les frais engagés par le ministère de la santé.

Cette estimation est bien en-dessous de la réalité. Le double serait plus approprié.

J'ai dû faire appel au corps médical afin de soulager mes raideurs et contrôler mon état de santé. J'ai été bien malgré moi une charge pour la société.

La déclaration en affection longue durée (ALD) entraîne le remboursement intégral des dépenses engagées pour la maladie. Les visites médicales et soins sont remboursés : kinésithérapie (1h30 par semaine), allopathie et homéopathie (tous les mois), acupuncture (deux fois par mois), dermatologie, rhumatologie, cure de soins, ergothérapie avec hospitalisations et examens médicaux et biochimiques et hématologiques, VSL, pharmacie, action sociale de la sécurité sociale, aide-ménagère, soit un total de **14.000 euros arrondis par an.** S'ajoutent l'arrêt de travail de six mois et le remboursement des soins dentaires (4000 euros). **La charge totale de la sécurité sociale et de la mutuelle est donc de 15.000 euros par an pendant dix ans.**

Puis l'aménagement de poste, du logement, la prestation de compensation du handicap, l'action sociale employeur, un total de dépenses s'élevant à **16.000 euros** soit **1.600 euros par an pendant dix ans.**

Le coût global de l'État pour ma seule personne pendant dix ans est 166.000 euros.

Un complément de frais à la charge du malade en vue d'obtenir un confort corporel : ostéopathie, magnétiseur, compléments alimentaires, balnéo-thérapie, produits de beauté (crèmes pour le corps, le visage et les mains)... de **1000 euros environ par an** et kinésiologue et soins dentaires à hauteur de 9.000 euros soit **à ma charge un budget dépensé de 19.000 euros en dix ans.**

Il est inévitable de multiplier l'intégralité de ces frais par le nombre d'années durant lesquelles la maladie a sévi.

En dix ans, 185.000 euros ont été dépensés par la collectivité pour soulager mes troubles de santé.

2 - Financement

Ces gros frais exceptionnels engagés pour améliorer ma santé ont grevé inévitablement mon budget. Mes projets de ce fait se sont réduits à néant.

Les soins corporels sont nécessaires pour avoir un minime confort de vie dans un corps de vieille. Mes dépenses dentaires ont fait l'objet de remboursements minimaux sur la base de couronnes classiques par la sécurité sociale et ma mutuelle à concurrence de cent quatre-vingt euros par dent, supplémentés par mon assurance complémentaire à hauteur de deux cent-quarante-sept euros par dent à concurrence de mille cinq cents euros pour un an.

Pourtant, ces frais ne font l'objet ni d'un caprice de ma part, ni d'un besoin esthétique mais bel et bien d'un besoin vital en vue de stopper l'empoisonnement au mercure dont j'ai été victime.

3.

Et si le secret

se trouvait dans vos dents ?

La fibromyalgie d'origine dentaire est une maladie qui ne devrait pas exister. La gratuité de ce mal liée au mercure en bouche, préjudiciable au commun des mortels, est inadmissible pour le malade. L'organisme est astreint d'avaler des quantités nocives de produits toxiques pourtant nuisibles pour l'environnement. Aucun regard bienveillant n'interrompt cette chaîne néfaste et dangereuse d'utilisation du mercure.

Le Conseil supérieur d'hygiène publique de France (CSHPF) a publié un rapport en 1998 qui donne des informations et préconise des recommandations sur l'utilisation des amalgames.

En France, l'excellent rapport d'information n° 261 (2000-2001) très fourni sur « les effets des métaux lourds sur l'environnement et la santé » de M. Miquel fait au nom de l'Office parlementaire d'évaluation des choix scientifiques techniques (déposé le 5 avril 2001 au Sénat) révèle dans sa deuxième partie de précieuses informations sur le mercure dans l'amalgame dentaire. Il n'a pas été suivi de faits concrets ni de mesures exceptionnelles décisionnelles gouvernementales. Pourtant, sa lecture est riche d'enseignements et de découvertes sur le mercure et ses méfaits sur la santé.

1 - Les effets de l'amalgame

Son paragraphe C précise les effets de l'amalgame dentaire, matériau utilisé pour obturer les cavités de tissus dentaires affectés par des caries. Bien qu'appelé aussi plombage, il ne comporte pas de plomb. Il est constitué de mercure liquide (un gramme environ par amalgame) et d'autres métaux en poudre tels que l'argent, le cuivre, l'étain, le zinc visant à améliorer le temps de prise ou les propriétés mécaniques finales du mélange. L'avantage principal de cet alliage consiste surtout en une bonne étanchéité. S'ajoutent à cela une pérennité dans le temps, une facilité de manipulation et une rapidité de pose, et un coût relativement faible.

Les inconvénients des amalgames sont la dureté du produit, l'inesthétique et la technique de poste spécifique, et surtout la toxicité par la libération du mercure et de l'électro galvanisme buccal. L'électro galvanisme se crée par des courants électriques, de très basse tension qui sont générés par la proximité des matériaux métalliques hétérogènes. La cavité buccale constitue un puzzle organisé de matériaux différents (amalgames de différente génération, alliages pour prothèses et implants...), qui engendrent des pouvoirs électriques divers. Ils permettent une libération d'ions métalliques qui conduisent à la formation d'un courant galvanique (courant électrique de très basse tension, étudié par Galvani). Il se produit alors une libération d'ions métalliques lorsqu'un amalgame se trouve à proximité d'autres métaux, en particulier d'un alliage métallique plus électropositif, la salive jouant alors le rôle d'électrolyse. Ainsi, certains scientifiques pensent qu'au bout de dix ans, avec la salive et la mastication des aliments, les deux tiers du mercure initial sont éliminés.

Or un amalgame émet des vapeurs dont une partie est absorbée par les poumons. Le mercure passe dans le sang, traverse la barrière hémato-encéphalique, il est alors piégé et s'accumule dans le cerveau, principal organe cible. Le mélange de vapeurs à la corrosion de la salive produit des ions mercuriques, dont une partie semble traverser la paroi de l'intestin grêle et s'accumuler dans plusieurs organes jusqu'à oxydation et transformation en sels de mercure pour occasionner des dégâts.

Les composites pour les petites caries ne permettant pas l'obturation efficace à long terme sans garantie d'étanchéité, la pose d'amalgame est privilégiée. Sa multiplication en bouche est critique dès lors que l'on sait que la pose et la dépose d'amalgames sont deux moments critiques qui risquent d'augmenter brutalement les vapeurs de mercure tout comme le nombre d'amalgames en bouche (seuil critique à sept). Une étude canadienne préconise quatre amalgames pour les adultes, trois pour les adolescents, et un pour les enfants.

Le rapport d'information détaille les trois types de conséquences sur la santé :

a) les réactions locales (allergies et l'électro galvanisme) ;

b) les troubles et maladies graves : La toxicité du mercure est connue : les troubles neurologiques, neuromusculaires ou cardiovasculaires, néphrétiques, ceux sur la phase de croissance intra-utérine, l'immun toxicité (l'impact du mercure sur les défenses immunitaires en modifiant la flore intestinale, le mercure entraînerait une sensibilité accrue aux agressions extérieures et pourrait la rendre résistante aux antibiotiques.)

c) et les conséquences générales.

2 - Groupes à risques

Il s'intéresse également aux groupes à risques :

a) Les femmes enceintes : Dès 1980, l'OMS recommandait de limiter l'exposition des femmes en âge de procréer. En France, cette mesure a fait l'objet d'une double recommandation tant du CSHPF du 19 mai 1998 que du Conseil de l'Ordre des chirurgiens-dentistes. Il est judicieux d'observer que cette mesure n'a été adoptée qu'après un délai de vingt ans.

b) Les autres personnes à risques : jeunes enfants (allaitement et mastication de gommes à mâcher), les adultes affaiblis (allergiques et surtout au mercure ou souffrant d'insuffisance rénale) et les adultes à multi-caries.

c) Les praticiens : Les médecins stomatologistes, chirurgiens-dentistes, assistants dentaires sont les premiers et les plus exposés au mercure de l'amalgame. L'exposition a lieu au moment de la préparation, de la pose, de la dépose, de la récupération des amalgames, et du polissage de la dent, offrant ainsi de nombreuses occasions de contact direct et surtout d'inhalation de vapeurs de mercure. La teneur en mercure dans l'air des cabinets dentaires selon des études européennes tend à justifier des précautions et des mesures élémentaires d'hygiène connues récapitulées par le CSHPF dans son avis du 12 mai 1998.

3 - Changement des mentalités

En 2007, le mercure a été classé par l'OMS comme étant l'une des dix substances les plus toxiques avec l'arsenic, le plomb et l'amiante.

Depuis 2009, l'OMS préconise l'élimination progressive des produits utilisant du mercure, y compris les amalgames dentaires. Pour autant, l'organisation estime qu'une interdiction totale à court terme "poserait un problème pour la santé publique et le secteur dentaire".

La position officielle de notre pays est résumée dans le rapport de l'Agence française de sécurité sanitaire des produits de santé (AFSSAPS) d'octobre 2005 qui conclut à l'innocuité des amalgames.

Ils sont pourtant interdits dans les pays du nord de l'Europe : la Russie (1975) et le Japon (1982), la Suède (1999), la Norvège puis le Danemark (2008). Plusieurs autres pays européens Autriche et l'Allemagne ont suivi le pas.

Le mercure est unanimement reconnu de nos jours comme une substance très nocive pour la santé humaine et l'environnement. Il est en particulier mis en cause dans la multiplication des « maladies émergentes » (qui se multiplient depuis les années 1980) : fibromyalgie, allergies, dépression, spasmophilie, migraines, douleurs diffuses, la maladie de Parkinson, la sclérose en plaques, l'autisme… qui pourraient aussi être liées à une intoxication au mercure.

Le délai entre l'intoxication latente à son début et l'apparition des symptômes peut aller jusqu'à quinze ans. Le mercure se diffuse lentement, durablement tout au long de la vie intra-buccale, voyage dans notre corps sur l'ensemble de nos organes et intoxique gravement et silencieusement les porteurs d'amalgames qui absorbent sur une longue durée d'infimes quantités de mercure.

Selon un rapport publié en 2012 par la Commission européenne, la France utilise un tiers des cinquante-cinq tonnes de mercure chaque année dans l'Union européenne pour la réalisation d'amalgames dentaires. La convention internationale de Minamata en octobre 2013 prévoit une diminution de l'usage des amalgames sans pour autant fixer de contraintes ou d'objectifs. La toxicité du mercure dans les amalgames dentaires continue à faire débat.

4 - Questionnement

Comment est-il possible d'incriminer en France à la fois les amalgames dentaires, leur enlèvement par un spécialiste (dues aux vapeurs de mercure), et leur traitement comme des déchets toxiques (tri dans un container spécial), tout en les conservant en toute impunité pendant des décennies en bouche, carrefour des organes vitaux (cerveau, poumon, intestin) ?

Le danger sur l'environnement serait-il plus préjudiciable et digne d'intérêt pour le gouvernement que son impact sur le corps humain ?

Il est temps de faire changer les mentalités notamment en France et dans tous les pays européens (voire au niveau mondial) qui n'ont pas encore pris la réelle mesure des dégâts causés par le mercure dans les amalgames dentaires sur l'Humain. L'utilisation d'un métal hautement toxique pour des soins dentaires, probablement à l'origine d'une intoxication et de maladie auto-immune est un scandale sanitaire.

Comment peut-on alors encore s'étonner de l'émergence de nouvelles maladies et du développement de certaines maladies auto-immunes ? Le principe de précaution ou de prévention n'est pas utilisé pour les personnes atteintes de la maladie depuis longtemps alors que le danger du mercure est parfaitement connu.

Non seulement la personne souffre dans sa chair de l'ingurgitation de produits nocifs en toute légalité (antibiotique prescrit pour des jeunes enfants pour soigner des maladies infantiles alors qu'il fragilise les dents malgré les tests réalisés en laboratoire insuffisants. La tétracycline est mise sur le marché sans contre-indication ou encore le mercure dans les amalgames dentaires), puis de la forte probabilité de la survenue d'une maladie auto-immune sans crier gare.

Le sentiment d'emprisonnement dans la souffrance et le silence sur la gratuité de ce mal sont particulièrement insoutenables pour les malades.

La divergence d'opinions entre pays fait front à la résistance européenne.

L'État ne doit plus être un gouffre pour la société qui s'engage, au travers la sécurité sociale, à soulager et soigner des innocents qui ne guériront jamais de la nocivité du mercure.

Les mesures d'interdiction du mercure dans les amalgames sont réservées à quelques pays très minoritaires dans l'Union européenne et à peu de pays globalement dans le monde qui ont une démarche responsable. Ils ont, par leur action, sauvé une partie de leur population à la fois sur le plan de la santé humaine, de l'environnement et d'un point de vue financier.

Prenons exemple sur nos voisins qui se sont engagés dans la responsabilisation du bien-être de leurs concitoyens. Gageons que nous marcherons dans leurs pas dans les années à venir.

Continuons à rêver à des jours meilleurs où l'Humain soit au cœur du paysage politique.

Préservons notre belle terre bleue, toute en rondeur, protégée des méfaits de l'Homme, par des mesures conservatoires concrètes.

Notre seule volonté à l'échelle mondiale peut laisser aux générations futures l'empreinte écologique indispensable à notre planète.

Donnons-nous les moyens dès à présent et parlons d'une seule voix : notre seule force.

Conclusion

J'ai souhaité ce livre en hommage à tous ces êtres souffrant dans leur chair de fibromyalgie, qui, par leur courage et leur immense force de vie, vont pouvoir certainement briser les liens qui les retiennent captifs et enchaînés au passé. Je leur donne l'espoir de retrouver leur jeunesse trop vite perdue.

J'offre un autre regard sur cette maladie. Sortir de l'emprisonnement de la souffrance n'est pas seulement une question de volonté mais un but à atteindre. Des solutions existent.

J'espère avoir ouvert une fenêtre d'espoir et de renouveau sur l'engagement individuel dans un combat de tous les jours en vue de renaître tel un phénix.

Remerciements

Je souhaite manifester toute ma gratitude et mon profond respect à cette main tendue guidée par le professionnalisme et les convictions du médecin spécialiste stomatologue.

Accompagné de sa sympathique collaboratrice, ils ont su ponctuer les séances de notes d'humour renouvelées. Je n'oublierai jamais avec quelle précaution et patience les soins ont été prodigués dans ma bouche entr'ouverte par les raideurs et surtout ce jour d'octobre 2013 où ma vie a pris un autre tournant.

J'ai aussi une pensée particulière à la kinésiologue, à la croisée des chemins, qui m'a ouvert les portes de la créativité, et à l'ergothérapeute qui a personnalisé ses séances vers l'avancée positive de gains conséquents grâce à leurs compétences professionnelles et à leur empathie.

Tant de bonne volonté pour me conduire vers un avenir meilleur et prometteur, mes rêves deviennent enfin « réalité ».

***

Je remercie également chaleureusement mes parents : ma mère, qui a cru en moi et permis de concrétiser mon projet, et mon père dont l'étoile brille intensément dans mon cœur et guide chacun de mes pas.

Adieu fibromyalgie !

TABLE DES MATIERES

Adieu fibromyalgie !

Illustrations de couverture : Fotolia – evgeniya_m

et Photographe Alberto Gray - Châteauneuf-du-Pape

Imprimé aux Etats-Unis par Amazon

Achevé d'imprimer en février 2016

Dépôt légal : février 2016

Les éditions Plum'issime

15 boulevard Limbert B- 84000 Avignon
plumissime.fr

plumissime123@gmail.com

N° ISBN 979-10-95925-04-0

Les éditions Plum'issime